THE ORIGIN OF AIDS

HIV

エイズウイルスは生物兵器だった

ヤコブ＆リリー・ゼーガル［著］

船瀬俊介［監修］

川口啓明［訳］

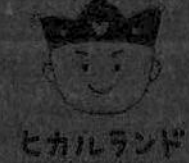

ヒカルランド

THE ORIGIN OF AIDS

by

Jacob Segal & Lilli Segal

エイズは、史上初の遺伝子組替え〝生物兵器〟だった
――歴史のタブーを破る禁断書の復活を喜ぶ

船瀬俊介(文明批評家)

悪魔たちに挑んだ科学者夫妻の勇気を称える

●コロナ禍でも〝生物兵器〟は禁句

二〇二〇年、世界を席巻した、新型コロナパニック……。

この巧妙に仕組まれた偽パンデミックには、いくつものタブーがある。

そのひとつが、〝生物兵器〟という禁句だ。

世界にあふれる報道を見よ。世界の深刻ぶった論評を見よ。

そこにはジャーナリズムにも、アカデミズムにも、〝生物兵器〟という言葉は、一切、出て来ない。

つまり――**新型コロナは〝生物兵器〟**――という「真実」は、絶対に言ってはいけない。

書いてはいけない。

それを、禁じているのが、つまりは〝ＣＯＶＩＤ－19〟を「製造」し、「拡散」し、「流行」させてきた〝やつら〟だ。

わたしは、それら〝闇の勢力〟をイルミナティと断じた。

この秘密組織は、一七七六年にマイヤー・アムシェル・ロスチャイルドによって密かに創設された。一七八六年、ドイツ国王によって禁止された〝やつら〟は、それまで連綿として存在し続けてきた国際秘密結社フリーメイソンに潜入し、その上層を乗っ取って今日にいたる。

わたしは『コロナと5Ｇ』（共栄書房）で、「新型コロナウイルス〝ＣＯＶＩＤ－19〟は、遺伝子組み替えによる生物兵器である」と書いた。

それは、何人もの研究者が「ＳＡＲＳウイルスとエイズウイルスを〝合成〟したもの」と指摘しているからだ。

●ヤコブ、リリー・ゼーガル博士夫妻

このコロナ禍の議論に、唐突にエイズウイルスが登場してくる。

その瞬間、わたしの胸にヤコブ・ゼーガル博士とリリー博士夫妻の名前が去来した。

共に旧東ドイツ、フンボルト大学・生理学教授。

わたしが、エイズは遺伝子組み替えによる史上初の生物兵器——と知ったのは、まさに夫妻共著の『悪魔の遺伝子操作』（徳間書店　川口啓明訳　原題『エイズの起源』）に出会ったからだ。

そこには衝撃の告発が綴（つづ）られていた。

つまり、当時、世界中を恐怖に陥れた疫病（ＨＩＶ）は、ペンタゴン（米国防総省）が密かに作成した人工合成ウイルスだった……！

一九六九年六月九日、開催された米下院〝秘密公聴会〟での光景は、圧巻である。

席に立ったマッカーサー博士は、こう証言したのだ。

「……今後、五〜一〇年以内に、これまで知られている、いかなる病原性生物とも、いくつかの重要な側面で異なる新しい感染性微生物を製造することが、おそらく可能になるだろう」

まさに、映画の冒頭シーン。会場に広がる驚きの沈黙までも伝わってくる。

博士は、淡々と語る。

「……この微生物のもっとも重要な点は、われわれが感染症を、ほぼ制圧するのに頼っている体内の免疫系と医療には、おそらく対処できないであろう……ということである」

ゼーガル博士は、著書でこう述べている。

「……これは、エイズウイルスのまったく正確な記述である」さらに続ける。

「製造に必要とされた一〇年の見積もりも極めて正確である。一〇年後の七九年の春に、最初のエイズ患者がニューヨークに出現した」

●タブーに挑んだ夫妻の正義感

同書は、このたび『エイズウイルス（ＨＩＶ）は生物兵器だった』に改題され、ヒカルランドから復刊される運びとなった。じつに喜ばしい。

石井健資・社長の決断に、大いなる拍手を送りたい。

一九七〇年代以降、エイズの流行は、人類を恐怖に落とし入れた。

著名人や芸術家や芸能人など著名人も、つぎつぎにエイズで命を奪われていった。

まさに、それは地球全体を覆いつくした〝黒死病〟であった。

ひとびとは、みな、その死の影に怯えた。疫病を媒介する病原体も特定された。

それは、エイズウイルス（ＨＩＶ）と命名された。

それは、突如として出現し、伝染し、拡散している。しかし、その出所は不明とされた。

まさに、〝なんらかの理由〟で突然変異した凶暴ウイルス……と、みなされたのだ。

そして、世界の学界は、それ以上の〝詮索〟は、行わなかった。

この危険なウイルスの出自に触れることに、暗黙のタブーが存在したからだ。

しかし、その禁忌の扉を打ち破った研究者がいた。

それが、ヤコブ、リリー・ゼーガル夫妻である。

わたしは、本書を最初に読んだとき、まず夫妻の愛のドラマに感動した。

二人は、学生時代から恋人同士だった。そして、若々しい正義感に満ちていた。

当時、ナチズムの暴虐が欧州を覆っていた。二人は迷わず民衆とともに立ち上がり、パルチザン運動に身を投じた。しかし、不幸なことに若きリリーは捕われ強制収容所送に送られる。しかし、ここからがスゴい！

彼女は収容所を脱走、敵中を突破し、艱難辛苦の果てに、愛するゼーガルの胸に辿り着く。まるで、映画を観るようにスリリングな展開だ。

●ルーツは狂羊病ウイルスだ

二人の愛は、まさにこの〝勇気〟という強い絆で結ばれている。

だからこそ、夫妻は晩年、ライフワークの研究対象に、エイズウイルスを選んだのだ。

世界を恐怖のどん底に突き落とした謎のウイルス……。

その正体を解明すれば、それは一条の希望の光となるだろう。

両博士が、用いた手法は、九種類のレトロウイルスの系統樹からエイズウイルスのたんぱく質の起源を探るというもの。（解説図四八頁参照）

そうして、まず、エイズウイルスは、狂羊病（ＶＩＳＮＡ）ウイルスに起源することを突きとめた。狂羊病とは羊に特定される伝染病だ。

その症状は脳を破壊する……という恐ろしいもの。

「……エイズウイルス（ＨＩＶ）とビスナウイルスのたんぱく質は、同一の分岐点から生じている。これらのウイルスの一方は、必然的に、もう一方の祖先である。ビスナウイルスは、エイズが出現する前から長年知られていた。だから、ＨＩＶは、ビスナウイルスに起源したにちがいない。その逆はありえない」（ゼーガル夫妻）

まさに、本書はミステリー謎解きの興奮を読者に伝えてくれる。

●エイズは狂羊病＋白血病で合成

狂羊病ウイルスは、羊という種のみに感染する。

人間に感染させるには、もう一つのウイルスが必要となる。

夫妻は、エイズウイルスの構造を調べた。そして、その遺伝子配列（ゲノム）には「ヒトＴ細胞白血病ウイルスのゲノムと一部類似する領域がある」ことを発見した。

つまり、両博士は「エイズウイルスの遺伝子配列はビスナウイルスと白血病ウイルスの遺伝子を〝つなぎ合わせた〟ものであることを見抜いたのだ。

「エイズは狂羊病と白血病のウイルス遺伝子を組み合わせたものだ！」

これは、医学の世紀の大発見というべきだ。

「……両者の遺伝子を獲得して、突然変異を多発させ、これにより人間に感染するようになった。ウイルスの遺伝了操作（GM）は、設備の整った実験室で行われます」（同夫妻）

ここにおいて、ペンタゴン（米国防総省）の邪悪な陰謀は、白日の下にさらされた！

「エイズ」＝「狂羊病」＋「白血病」

その証拠として両博士は、以下の事実をあげる。

「……HIV感染で、免疫防御の崩壊がおこるだけでなく、ビスナウイルスが羊の脳を冒すのと同じように、エイズ患者の死後解剖で、その八〇％の脳に重大な変化が見られ、生存中エイズ患者の約四〇％に重度の神経症状が見られる。これはビスナ病（狂羊病）に相当し、非常にゆっくりと発達する。そして、羊は一〇～一五年後に死ぬ」

さらに――重要なことは、両ウイルスの〝合体〟は、「自然界では、おこりえない」と。

つまり、何者かが意図的に、二つの異なる遺伝子配列を〝組み合わせた〟。

●ディープステートは許さない

以上――。この発見は、まさに科学の勝利である。

そこには、夫妻の不屈の執念があった。

さらに、夫妻は、この人工ウイルスの開発研究は、米軍のメリーランド州フォート・デトリック研究所で行われた衝撃事実も暴いている。

まさに、それは彼らの研究者として正義感のなせるわざである。

青年時代に、ともにナチスと戦った情熱は、今度は米軍部の暗黒に肉迫したのだ。

ヤコブ、リリー両博士のこれら一連の研究成果は一冊の本としてまとめられた。

『THE ORIGIN OF AIDS』

ゼーガル夫妻の発見と告発は、全世界に衝撃を与えた……と思いきや、世界は、この歴史的著作を、完全に黙殺した。

政界も学界も……メディアですら、これを無視した。

それも、無理はない。この歴史的著作は、あまりに真実に肉迫し過ぎた。

世界の政界も学界もメディアも、〝闇の勢力〟に完全支配されている。

昨今の表現を借りればディープステートだ。

〝かれら〟は、新型コロナウイルスが生物兵器であるという事実すら圧殺する。

ユーチューブなどSNSで「コロナ」「生物兵器」という単語は、即座に〝削除〟されるのだ。

ましてや、本書で暴かれた「エイズは遺伝子組み替えによる生物兵器」という〝真実〟などは、絶対タブーだ。

人類というゴイム（獣）に、真実を知らせてはならない。

これが、〝やつら〟の絶対律なのだ。

●「連立方程式」が解けた！

しかし――、真実から目をそらす。これほど、愚かなことはない。

学問（アカデミズム）も報道（ジャーナリズム）も、真実の探究こそが使命だ。

なのに、ほとんどの学者や記者は、みずからの目や口や耳をふさいでいる。

見ざる、言わざる、聞かざる……。まさに〝三猿の愚〟に堕落しているのだ。

自縄自縛で、〝かれら〟は一歩も前に進めない。

彼らにとってゼーガル夫妻の勇気と業績は、あまりに眩しすぎるだろう。

わたしは同書に邂逅することで、生物兵器という現代の闇に気づくことができた。

それを根拠に『超インフルエンザ』（三一新書）、『SARS――キラーウイルスの恐怖』（双葉社）などの著作を著すことができた。

後著では、SARSも二種のウイルスを合成した人工ウイルス（生物兵器）であることを暴露している。

「……麻疹（はしか）と流行性耳下腺炎（おたふく風邪）の二つのウイルスを人工合成したもの」とロシア医学アカデミーの重鎮セルゲイ・コレスニコフ博士が記者会見で明らか

にしている。(『メディカル・ニュース』2003/4/3)

SARSは、コロナウイルスの一種だ。そして、遺伝子配列は四〇～五〇%も変化している。それは、自然界でおこりえない。

まさに、HIVと同じ遺伝子操作が加えられたのだ。つまり――。

「SARS」=「はしか」+「おたふく風邪」

ここで、「新型コロナはSARSとエイズを合成したもの」と複数の研究者が指摘している事実を思い起こしてほしい。

すると、次のような〝連立方程式〟が成立する。

「新型コロナ」=「SARS」+「エイズ」
=(はしか+おたふく風邪)+(狂羊病+白血病)

ここで、SARSとコロナのミステリーの一つが解ける。

日本人は、SARSにも、コロナにも、かかりにくい。死亡率も低い。それは、謎とされていた。しかし、日本人の多くは、幼児期によく、はしかや、おたふく風邪にかかる。

だから、〝集団免疫〟が形成されているのだろう。この式はその謎の一部を説明している。この方程式にたどり着けたのも、前著『悪魔の遺伝子操作』の存在があってこそだ。

しかし、世界の研究者九九％は、ヤコブ、リリー夫妻の歴史的著作の存在すら知らない。

だから、永遠に以上の真理への到達は不可能だ。

●米国民主党やメディアは選挙を盗む

現在は二〇二〇年一一月下旬。世界はコロナ騒ぎに加えて、アメリカ大統領選挙の不正問題で、大揺れに揺れている。

主要マスコミや各国政府は「〝バイデン勝利〟！」と、早々と報道し、祝福している。

既成事実化を企んでいるのだ。

しかし、この時点で「大統領選挙は終わっていない」。

各州で、票の再集計作業が進んでいる最中なのだ。

しかし、メディアはいっさい、それを報道しない。

民主党やメディアを支配するディープステートの連中が、大統領選挙を〝盗んだ〟のだ。

内部告発によれば約三八〇〇万病もの目の眩む票が〝盗まれた〟という。

〝集計操作〟〝偽投票〟〝書き換え〟〝大量廃棄〟……まさに、なんでもあり。

史上空前の選挙犯罪が、アメリカ全土で強行されたのだ。

しかし、世界の国々も各マスコミも、これら凶悪な組織犯罪には、いっさい触れない。

――これは、エイズやＳＡＲＳ、新型コロナなどの〝生物兵器〟攻撃とおなじだ。

逆にいえば、これら生物兵器による人類攻撃は、悪魔勢力イルミナティが仕掛けたものだ。

別名はディープステートの〝やつら〟だ。

連中は大胆不敵にも史上空前の選挙詐欺を断行したのだ。

しかし、おびただしい人々が圧倒的にトランプ大統領を支援している。

その反民主党、反メディアの声をもう押さえられない。

全米に広がる巨大デモの怒りとうねりはもはや止められない。

『聖書』には以下の「箴言（しんげん）」があるという。

――隠されて、顕われぬものはない――

その真理を、闇の世界に姑息に蠢く連中にも、聞かせてやりたい……。

エイズは生物兵器として開発された——訳者まえがき

エイズ。微小なウイルスが病原となる、この恐るべき病気は一九八〇年代当初に登場し、今や米国や日本のみならず全世界の脅威となってきている。恐らく二一世紀初頭には、人類の社会と文明の存続をかけたエイズとの重大な闘いが繰り広げられることは確実だろう。

しかしなぜ、このような疫病が突然の雷雲のごとくに出現してきたのだろうかと、誰しも一度は疑問に思っただろう。ある者は、深刻化する環境問題とも絡ませて、地球上で増えすぎた人間の生物種としての末期状態と説く。研究者たちはアフリカミドリザルを云々し、またアフリカの風土病の拡大と言う（本書を読めば分かるように、これらの〝科学的説明〟はかなりうさん臭い）。そして、エイズウイルスは生物兵器として開発されたのだということが、噂としてささやかれる。

確かに、第二次世界大戦後の東西冷戦構造のもとで核兵器や化学兵器のみならず生物兵器の研究開発も膨大な経費をかけて国家的に推進されたはずである。本書の執筆者であるゼーガル夫妻は、エイズウイルスは米国国防総省のフォート・デトリック研究所で開発された生物兵器であるとし、その中心には、エイズウイルスの研究者として世界的に著名なロバート・ギャロがいたとする。

著者のヤコブ・ゼーガル氏は一九一一年生まれで、戦前にフランスで生物学を学び、戦後はフンボルト大学（旧東ドイツ）の一般生物学研究所の所長を務めて名誉教授となっており、一三年生まれの夫人のリリー・ゼーガル氏も生理学を専門とする研究者である。夫妻は、単なる噂話としてではなく、エイズウイルスの諸特徴から生物学的な根拠をもとに、これが七〇年代後半に生物兵器として開発されたものであることを論証しており、また、米国議会の公聴会の記録などさまざまな証拠も取り上げている。

ゼーガル夫妻はともに第二次世界大戦中にはフランスでレジスタンス運動に加わって活動しており、夫妻のこのような体験もエイズウイルス生物兵器説の背景にはあるようだ。ヤコブ・ゼーガル氏は、生物兵器説を批判する、あるドイツ人科学者に向けた手紙のなかで次のように記している。

「私はあなたの態度を完全に理解できます。私の仮説は、あなたには途方もないものに思えるでしょう。疑いなくあなたは、人間にはこのようなことをなす能力はなく、したがって、この仮説は誤っているに違いなく、そうでなければ、この世界の中心には人格高潔な人間がいるという自分の世界観が保てない、と考えているのでしょう。私はあなたよりも年齢が上で、これまでに目にしてきたことの結果として、人間の高潔さについての観念は傷ついています。私の一生のうちには、アウシュビッツがあり、軍事的には意味のないドレスデン爆撃があり、また同じように、仮想敵国に対する軍事的な優位さを示す目的だけのヒロシマとナガサキの破壊がありました。私は、一部の人間はモンスターであり、このような人間たちが驚くべき規則性をもって指導的立場まで登っていく、という考えを次第に抱くようにならざるを得ませんでした。ある人間たちが、われわれの科学の最も輝かしい成果を用いて、大量殺戮の新たな生物学的手法を開発していると考えることは、あなたと同じ程度に、あるいはより以上に私を不安に陥れます。なぜなら私は、大量殺戮が意味するものをより多く知っているからです……」

これが日本人研究者に向けた手紙であったならば、生物兵器を実際に開発研究していた旧陸軍七三一部隊（石井部隊）の例が、恐らく付け加えられたであろう。

本書は一九八九年に出版されたゼーガル夫妻の『エイズの起源』に基づいているが、訳出に当たっては章立てを多少変更した。いちばん大きな変更は、エイズの一般的な解説となっている原書第I部を訳書では第Ⅲ部とし、エイズウイルス生物兵器説に関連する原書の第Ⅱ、Ⅲ部を訳書では第I、Ⅱ部としたことである。また、原書出版後のエイズ研究の進展に伴ういくつかの補強点の連絡がゼーガル夫妻よりあり、訳書では第Ⅲ部にこれを取り入れている。これらは、エイズとマクロファージの関係にかかわる点である。

エイズは一九八一年に初めて見いだされたが、その病原ウイルスは八三年から八四年にかけてフランスと米国で発見された。この米国側の研究者が米国国立がん研究所のロバート・ギャロであり、当初から、この発見の経緯には疑念がもたれており、これは日本でも一般新聞、科学雑誌、書籍などで紹介され、報じられている通りである（たとえば、J・クルードソン『エイズ疑惑』紀伊國屋書店など）。つまり、ギャロが発見したというエイズウイルスはフランスの研究者たちから送られたものではなかったかという疑惑があり、これにはエイズウイルス検査薬の特許問題も絡んで、八七年にはレーガン大統領とシラク首相のトップ会談で曖昧な政治的決着が図られたが、その後も調査などが続いている。

ギャロのエイズウイルス発見の疑惑や、本書でも取り上げられているように早々と打ち上げられ、すぐに死滅してしまったエイズウイルス・アフリカミドリザル起源説など、米国でのエイズウイルス研究には、どうも怪しげなことが多い。激しい研究競争のもとで科学者社会がよほど歪んできているのか、あるいは本書でゼーガル夫妻が指摘するような事情があるのかもしれない。

いずれにせよ、現時点では次のことは明確である。たとえエイズウイルスが生物兵器として開発されたものでなかったとしても、バイオテクノロジーの進展によって類似する病原性ウイルスの製造は、一九七〇年代後半に比べるとはるかにそして極めて容易になっていることである。われわれの時代の〝モンスター〟たちに、われわれはどのように対処できるであろうか。

目次

第Ⅱ部　エイズの起源をめぐる謀略

第Ⅲ部　エイズとはどんな病気なのか

第6章　エイズという病気の特徴

第7章　エイズは治療できるのか

第8章　エイズは予防できる

第9章　社会問題としてのエイズ

カバーデザイン——櫻井浩（⑥Design）

第Ⅰ部　エイズウイルスは遺伝子操作でつくられた

第1章　エイズ遺伝子の謎

1　エイズはニューヨークから広がった

エイズの最初の臨床例はカリフォルニア大学ロサンゼルス校（UCLA）のM・S・ゴットリーブによって一九八一年の春に見いだされた。ゴットリーブは、それまでは極めて稀な病気であった間質性肺炎[注1]の患者に短期間のうちに四人も出会ったことに驚き、このことを米国防疫センター[注2]（CDC）に報告した。CDCにはすぐに同様の患者の情報が送られてきた。これらの患者の発生源はすべてニューヨークまで跡を辿ることができた。ニューヨークでは一九七九年の春にエイズが初めて出現しており、患者のほとんどは、男性同性愛者と薬物常用者であった。薬物常用者については殺菌されていない注射針の使用によって病気がうつるのではないかということがすぐに疑われた。

エイズはその後、ニューヨークから他の都市へと急速な拡大をみる。一九八〇年には米

臨床的エイズ（日和見感染とカポジ肉腫）と進行する。

注4——リンパ節腫脹　リンパ管に沿ってあるリンパ節（いわゆるリンパ腺）が腫れること。

注5——HIV　エイズの病原ウイルスであるヒト免疫不全ウイルス（Human Immuno-deficiency Virus）の略称。

国の同性愛者たちの首都であるサンフランシスコに、一八ヵ月後にはシカゴに出現した（『ラージ・シュレール』誌）。米国外では、いくぶん後になって出現した。西欧の最初の患者は一九八一年と八二年に報告された。南アフリカ共和国と南米のトリニダードトバゴには一九八三年に出現した。日本では、まだ臨床的なエイズ[注3]に至っていないリンパ節腫脹[注4]の最初の患者が一九八四年に報告された。さらに、赤道アフリカでの最初のエイズ患者が一九八二年一二月に報告された。

これらの感染例の多くは、米国まで感染経路を辿ることが可能であった。西ドイツでの最初の六人の患者は一九八一年一二月に報告された。ヘールマンらは、これらの患者が多数回の国際的な接触、とくにニューヨークの男性同性愛者たちとの接触があったことを強調している。これらの研究者たちは、感染源はニューヨークにあると確信を持って表明した。南アフリカ共和国の最初の二人の患者は、両者ともに白人の男性同性愛者で発病前に米国を訪れていた（ラスら）。メルビー、ビガーらは、ニューヨークとサンフランシスコで休日を過ごした男性同性愛者たちによって、デンマークとオーストラリアにエイズが持ち込まれたことを立証した。

米国市民によるエイズの拡大は、米軍基地の周辺でのＨＩＶ[注5]（エイズウイルス）の感染率の高さによって的確に示される。その一例をあげよう。

フランチェスキらは、北イタリアのユーディーネイ地方とパルデノン地方という二つの

注1——間質性肺炎　肺の間質、すなわち肺胞壁と末梢の支持組織の炎症。エイズでは、カリニ肺胞嚢虫によって引き起こされる（148頁参照）。

注2——米国防疫センター　米国内の疾病の発生予防を担当している連邦政府所属の機関で、ジョージア州アトランタにある。

注3——臨床的なエイズ　患者に明確な症状が現れる、エイズの病状の最終段階をいう。147頁の図17にあるように、エイズは、エイズウイルスの感染後、潜伏期、急性感染症状、潜伏期、リンパ節腫脹、エイズ関連症候群、

地域で、血液検査でのＨＩＶ抗体陽性者[注6]の出現率を比較した。二つの地域は、似たような住民数、風土、人口構成である。にもかかわらず、パルデノン地方では、ユーディーネイ地方に比べると八倍も高い出現率であった。原因は、パルデノン地方には米国の空軍基地があることであった。

保存血液[注7]と血漿分離成分[注8]の輸出入もまた、エイズの拡大の大きな原因となった。ほとんどの国では、血液の提供は政府あるいは各国赤十字組織の管理のもとに行われているが、米国では民間企業の自由な企業活動にまかされていた。血液は、米国民の貧困層から、そして米国外からさえも集められた。非常に安く、危険なほど頻繁に、血液提供者の健康を考慮することなく血液は採取された。米国は激しい競争に打ち勝って、安価な血漿製品と血液製品の主要な輸出国となった。パリのパスツゥール研究所のような有名な研究機関でさえ、免疫血清[注9]の調製のために米国製の安価な血漿製品を用いている。

エイズウイルスが保存血液中に生きたまま残存すること、そして輸血によって感染が広がることが明らかになった一九八四年以降、血液提供者のスクリーニング検査[注10]が必ず行われるようになった。さらに、穏やかな加熱処理や薬剤処理によって、血液タンパク質の機能を損なうことなく、ＨＩＶを不活性化できることが見いだされ、今では危険性はほとんどなく輸血を行えるが、すでにエイズ禍は大きく広がってしまっていた。

このエイズの拡大で最も顕著な役割は、血漿の血液凝固因子[注11]のⅧとⅨによって演じられ

特定の病原体に対する抗体を含む血清。抗血清ともいう。

注10――スクリーニング検査　感染者と非感染者を含む集団から、簡易な検査法によって感染者を選び出す医学的なふるい分けをいう。ふるい分けされたものには精密検査が行われる。

注11――血液凝固因子　血液凝固にかかわる因子は15種あり、そのうち、血漿に含まれるタンパク質性の因子は12種ある。

た。これら二種類のタンパク質は、血液の凝固にとって重要な機能を果たす因子で、いずれか一つを欠く血友病の患者は小さな傷でも出血死してしまう。患者の命を救うためにはⅧ因子かⅨ因子の注射によって正常な血液凝固を起こさせることが必要になる。そこでこの血友病患者には、これらの血液凝固因子が必要に応じて注射されたが、これらの血液凝固因子は、通常は米国で製造されているか、あるいは、安価な米国製の血漿製品から調製されていたためＨＩＶは、これらの輸出経路で拡大していった。

このような事例がモファットとブルームによって詳細に調査されている。英国では、自国での血液提供が需要すべてを満たすには十分ではない。したがって、血液凝固剤の一部しか自国製ではなく、残りは米国から輸入していた。英国の医療管理システムのもとでは、こういった血液製剤は中央から分配される。このため、ある地方は自国製のⅧ因子とⅨ因子だけを受け取るが、別の地域は米国製の因子をもっぱら受け取るということが起こった。これらの研究者たちは、自国製の血液凝固剤を受け取っていた血友病患者では一九八四年までまったくＨＩＶ感染が見られなかったが、米国製品を投与された患者ではＨＩＶ感染が頻発したことを発見した。

日本人科学者たちは、一九八五年までは日本の男性同性愛者と薬物常用者の間にＨＩＶ抗体陽性者がまったくいないことを見いだした。しかし、ＨＩＶ抗体は血友病患者の多数の血清に明確に確認され、これらの血友病患者は、米国から輸入された血漿のⅧ因子とⅨ

注6——HIV抗体陽性　HIVが体内に侵入すると、これに対する抗体が体内で産生される。HIVが感染しているかどうかは、この抗体が血中に存在しているかどうかによって判定する。

注7——保存血液　輸血に用いられる、血液凝固防止剤を混合した血液。

注8——血漿分離成分　血液の液体成分である血漿には、各種の血液凝固成分などのタンパク質が含まれ、これらが分離精製されて利用される。

注9——免疫血清　人為的に作り出された、

因子を注射されていた。

ハルフィとファクリは、イスラム各国ではエイズが長い間見いだされていないことに気づいた。しかし、一九八四年に大人と子どもの二人のエイズ患者がサウジアラビアから報告された。これら二人の患者は米国からの保存血液を輸血されていた。同じような二人の患者がチュニジアでも見られた。イスラエルでは、確認された最初の四二人のエイズ患者の約半分は、米国製の保存血液を輸血されており、残りの半分は、男性同性愛の米国人旅行者たちまで感染の跡を辿ることができた。

アジアとラテンアメリカは、最近になるまでエイズ汚染が及んでいなかった。これらの地域ではエイズの拡大についての信頼できる情報を得るのは必ずしも容易ではないが、貧弱な栄養状態と劣悪な衛生状態の蔓延のもとで、エイズは急速に拡大していると予想される。短期間のうちに、ブラジルのエイズ患者数は一九八九年の九八〇人まで増大した（これは公式数値であり、恐らく実際はさらに五〇％以上多いだろう）。信頼できる調査が、ベネズエラでCDC（米国防疫センター、アトランタ）によってなされた。一九八六年一月までに三二人の患者が確認され、これらのうちの二人は米国製の保存血液による汚染であった。二六人は、米国東海岸の男性同性愛者たちと直接的な接触があった男性同性愛者あるいは異性愛者であった。ベネズエラでのエイズの流行が米国に起源することは否定できない。

初期にハイチでエイズ患者が高率で発生したことを説明しようとすると大きな困難が生じた。米国でのエイズの流行は、ハイチにその起源があるという説さえ提唱された。だが、一九八六年にCDCによってなされた発表によって、このような憶測に決着がつけられた。ハイチはこれまで常に、とくに米国の男性同性愛者たちにとって安価なセックス休暇の地であった。もともとはまったく同性愛の傾向がなかったとしても、極端な貧困によって、多くの若いハイチ人は売春を強いられていた。貧弱な栄養状態と劣悪な衛生状態とによって、エイズの拡大が促進されたのである。ハイチのエイズは米国に起源し、その逆ではないことは、ほんのわずかな疑問の余地もない。

流行病学者たちの間では、エイズの流行の中心地はニューヨークであり、そこでエイズが起源し、そして米国中に、後には世界中に拡大したという見解がはっきりと確立されている。一九八六年六月のパリでの第二回エイズ国際会議では、この見解は少なくとも一七編の論文によって支持された。

表1は、ほとんどはWHO（世界保健機関）の情報によっているが、エイズの地理的な分布を示すいくつかの数値である。これらの数値は正確な状況をほとんど示していない。なぜなら、いくつかの国では、確認されたエイズ患者の報告義務がまったくないし、また他の国では僻地からの情報が不完全だからである。しかし、これらの数値が与える概要は、実際の状況を相当に反映しているであろう。

表１：100人以上のエイズ患者が報告されている欧州とアフリカの国々

[欧州] 国	患者数(人)	[アフリカ] 国	患者数(人)
フランス	1,500	ウガンダ	760
西ドイツ	959	タンザニア	699
英国	686	ザイール(報告なし)	
イタリア	526	ザンビア	250
スイス	290	コンゴ	250
スペイン	242	ケニヤ	240
オランダ	207	中央アフリカ共和国	202
ベルギー	207	象牙海岸	118
デンマーク	143	ガーナ	110
総数	4,760		2,629

米国（1988年３月）　64,896人　――1988年半ば、WHO レポートによる

一九八八年のアフリカでのエイズ患者数は、ほぼ等しい人口を持つ西欧の患者数の約半分であった。すでに述べたように、エイズは欧州では一九八一年に、アフリカでは一九八二年に出現し、この時間的なズレによって患者数の違いが説明できる。米国では、この時期の患者数はアフリカの患者数よりも二五倍多い。明らかにエイズは米国で始まり、後に欧州とアフリカに広がったことが分る。アフリカから欧州と米国へ広がるという逆の道の可能性は、これらの患者数からはあり得ないのだ。

２　エイズの起源への疑問

最初のエイズ患者が見いだされてか

らわずか二年後の一九八三年五月に、パリのパスツゥール研究所のリュック・モンタニエが率いる研究グループは、米国からやってきた患者から病原ウイルスを分離したと発表した。この患者は臨床的エイズにしばしば先行する症状であるリンパ腺の腫れ（リンパ節腫脹）を示していたので、この病原ウイルスをリンパ腺症関連ウイルス（LAV）とこれらの研究者たちは呼んだ。

一年後、米国ベセスダのロバート・ギャロと彼の研究チームはエイズの病原ウイルスをHTLV－Ⅲと命名した。ギャロはこれより少し前に、免疫不全は引き起こさないが血液のガンである白血病／リンパ腫[注12]を引き起こす、T細胞[注13]を攻撃するまた別のヒトウイルスを報告していた。このウイルスは、ヒトT細胞白血病ウイルス（HTLV）と命名されていた。またその少し後に別の種類のリンパ腫を引き起こす極めて近縁なウイルスを見いだし、これをHTLV－Ⅱと命名していた。ギャロは新しく発見されたエイズウイルスがこれら二種類のウイルスに近縁であると考えて、これをHTLV－Ⅲとしたのだ（現在では、これが間違った考えであることが分かっている）。

さらに少し後になって、サンフランシスコのジェイ・A・レビと、アトランタのD・フランシスは、米国西海岸のエイズ患者から、彼らがエイズ関連ウイルス（ARV）と命名したウイルスを分離した。しかしすぐに、分離された三種類のウイルスが同一のものであることが確認され、混乱と先取権争いを避けるために、この病原ウイルスを、あまり目立

注12――白血病／リンパ腫　白血病は、白血球の増殖を特徴とする血液ガンで、白血球にはリンパ球、好酸球など、いくつかの種類の細胞があり、リンパ球の血液ガンはリンパ腫と呼ばれる。

注13――T細胞　免疫を担うリンパ球には、骨髄中の細胞に由来するT細胞とB細胞があり、胸腺で成熟する細胞をT細胞あるいはTリンパ球、抗体産生細胞となるものをB細胞あるいはBリンパ球と呼ぶ。

たない名称であるヒト免疫不全ウイルス（ＨＩＶ）と呼ぶことが、国際的なウイルス命名委員会によって決定された。

ギャロがエイズウイルスを分離した時、彼は、このウイルスが自分が以前に発見していた発ガンウイルスであるＨＴＬＶ－ⅠとＨＴＬＶ－Ⅱとに極めて近縁であることを確信していた。ギャロは「どこかで、いつの時にか、ＨＴＬＶ－Ⅰが一連の突然変異を経てＨＴＬＶ－Ⅲに変わった」と述べて、科学界を驚かせた。その当時、両ウイルスの優れた電子顕微鏡写真がすでに撮られていて、ＨＴＬＶ－ⅠはＣ型、ＨＴＬＶ－ⅢはＤ型という二つの異なるタイプに形態的に区別されていたので、この主張は実際に驚くべきことに思えた。これら二つのタイプは、ウイルスの大きさ、ゲノムを含むコアの形、突然変異に関係するいくつかの性質、ビリオン（一個のウイルス粒子）の出芽の仕方などによって、明確に区別することができる（図1）。ギャロはこのような発言をしたものの、その主張を真面目な科学雑誌には公表せず、西ドイツの雑誌『ツァイト』誌（一九八四年五月四日号）のレポーターに、そして他のマスメディアなどに語っただけであった。

ギャロのやり方はうまかった。なぜなら彼の主張はすぐに、有名な科学雑誌である『ネイチャー』誌においてアリゾンとモンタニエによって打ち破られたからである（アリゾン、モンタニエ、一九八四）。これらの研究者たちは、二つのウイルスのゲノム地図[注14]を作成し（図2）、ゲノムの構造の違いがあまりにも大きいので、突然変異やその他の自然な生物な手段によって、これらの一方のウイルスから他方が進化することはあり得ないと述べた。そうしている間に、もっと詳細で複雑なＨＩＶのゲノム地図が作成され、ＨＴＬＶ－ⅠとＨＴＬＶ－Ⅲ（ＨＩＶ）との基本的な構造の違いはさらに明白になった（図３）。

アリゾンとモンタニエはＨＩＶの残された唯一の出現方法、すなわち遺伝子操作[注15]によるＨＩＶの人工的な製造については言及しなかった。しかし、他の研究者たちは、この結論を引き出していた。同年（一九八四年）末の米国科学振興協会（ＡＡＡＳ）の年会で議論された主要なテーマは、新しい病原体、とくに病原ウイルスを人工的に製造できるかということと、この製造のために軍事目的での病原体の培養を禁止している一九七五年の国際条約の規制を逃れることができるかということであった。米国科学振興協会の機関誌である『サイエンス』誌に公表された年会報告には、エイズという言葉は明確には述べられていないが（スミス、一九八四）、われわれ著者二人は個人的な情報によってエイズウイルスの人工的な製造が実際にすべての議論の中心にあったことを知った。

3　遺伝子レベルでエイズを分析する

一九八五年から八八年の間に多数の重要な科学論文が発表され、多くの専門家たちにとっても全部には対処できないほどの大量の情報が提供された。われわれ二人はすでに引退

注14――ゲノム地図　生物体が持つ各種の遺伝子の一揃いをゲノムと呼び、各遺伝子の並び方を示したものをゲノム地図という。

注15――遺伝子操作　生物体から遺伝子を取り出し、試験管内で人為的に改変して、もとの生物体と異なる遺伝的特徴を持つ生物体を作り出す操作。遺伝子工学、遺伝子組み替えともいう。

しており、管理、教育上の義務から解放されているので、利用できる研究資料の大部分を検討することにした。本書で取り上げる研究報告は、それらの大量の論文の中からわれわれが典型的であると見なし、選別したわずかなものだけである。この選択は次のような規則にしたがっている。

1 世界的に名の知られた科学者たちを含む研究チームによる研究報告を主に考察した。

2 取り上げた研究のすべては、大学の研究室か、あるいは広く名の知られている研究所で行われている。私的な、あるいは企業の研究室で行われた研究は考慮に入れなかった。

3 考察した研究論文のすべては広く認められた専門的科学雑誌に公表されていて、少なくとも専門的な図書室で参照できる。俗悪な科学雑誌やその他のマスメディアに見られる報告は、名の知られた研究者たちによるものであっても、しばしば事実の提示や解釈であまりにもいい加減である。このような報告は例外なく無視した。

4 本書の執筆までに（一九八八年一一月）、専門的な研究論文でまったく異議が唱えられていないような十分に確立された実験的事実だけを取り上げた。

ウイルスにはさまざまなものがあるが、遺伝子がDNA（デオキシリボ核酸）であるDNAウイルスと、RNA（リボ核酸）であるRNAウイルスに分けることができる。HIVは、RNAウイルスであり、レトロウイルス科に属する。レトロウイルス科のウイルス

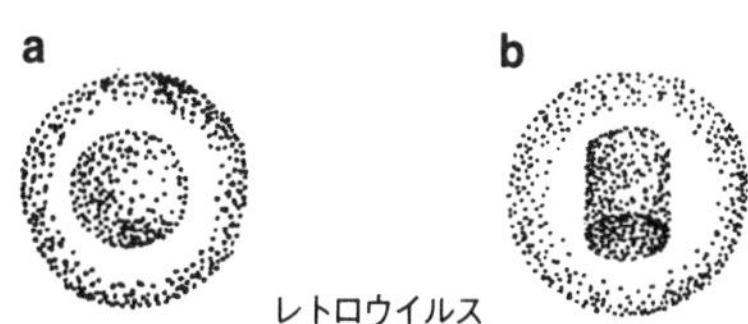

図１：HTLV－ⅠとHTLV－Ⅲ（HIV）の形態の違い。a：HTLV－Ⅰのビリオン：直径は100nm。コアは球形。b：HTLV－Ⅲ（HIV）のビリオン：直径は120nm。コアは円筒形あるいは円錐形。

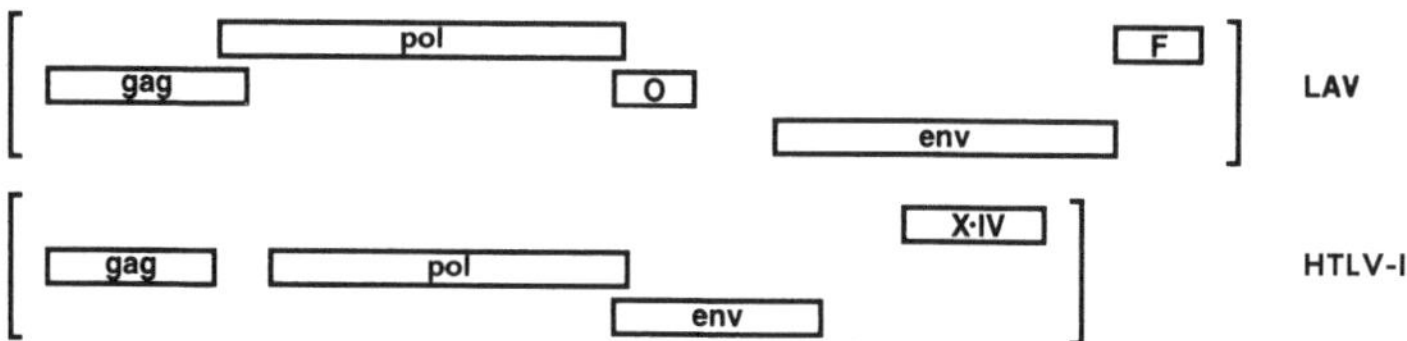

図２：LAV（HTLV－Ⅲ、現在はHIV）とHTLV－Ⅰの最初のゲノム地図（アリゾン、モンタニエ、1984）。長方形の囲みは、二つのゲノムの遺伝子のそれぞれのヌクレオチド配列の長さを示す。

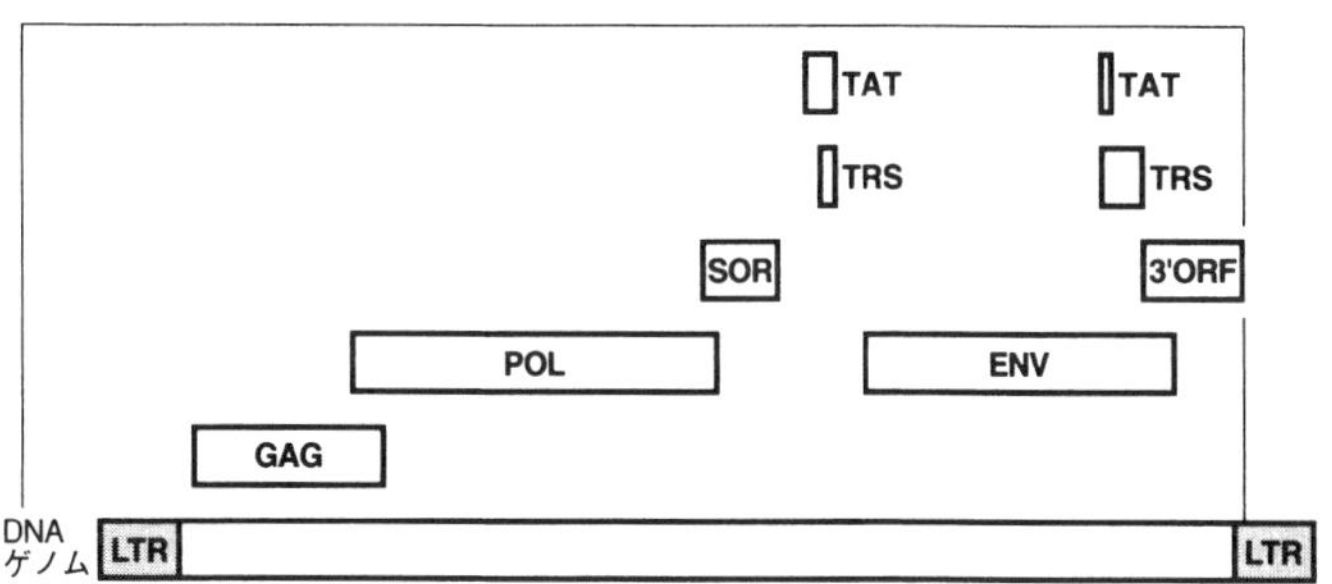

図３：HIVの最近のゲノム地図

は、宿主の細胞に侵入後、逆転写と呼ばれる過程を通してゲノムのRNA鎖をDNA二重鎖とし、これを宿主細胞の核DNAに組み込むことが特徴となっている。

以下で述べることの基盤には、関係するレトロウイルスすべてのゲノムの正確なヌクレオチド配列[注16]が、ほとんどの場合、少なくとも二つの異なる研究チームによって、すでに解明されているということがある。これらのデータは高度に信頼でき、さまざまなウイルスのゲノムを厳格に比較することができる。

最近、ペリンとグランサムは、レトロウイルスの亜科[注17]のさまざまなウイルスのゲノムを非常に独創的な仕方で比較している。タンパク質を構成する二〇種類のアミノ酸は、三個のヌクレオチド配列（トリプレット）によって暗号化されていることが知られている。ヌクレオチドには四種類あるので、四×四×四＝六四種類のトリプレットが可能であるが、これはアミノ酸の二〇種類よりもかなり多い。実際、二〇種類のアミノ酸のうち一八種類のアミノ酸は複数のトリプレットで暗号化されている。これらのものの場合、あるアミノ酸をどのトリプレットで暗号化するかという選択では、異なる生物は異なる偏りを示す。たとえば、マウス、ラット、ニワトリは、ヒトが行っているのとほとんど同じトリプレット選択の偏りを示す。ビスナウイルス[注18]とHIVは、これらの一八種類のアミノ酸に対して極めて類似するトリプレット選択の偏りを示すが、HTLV−IとHIV（HTLV−Ⅲ）とでは、トリプレット選択に同じような偏りが見られるアミノ酸は一個もない。した

を生じさせる白血病ウイルスなど、スプマウイルス亜科には病原性のないスプマウイルス、レンチウイルス亜科にはビスナウイルスなどが含まれる。

注18――ビスナウイルス　レトロウイルス科レンチウイルス亜科に属する、ヒツジに脳脊髄炎や肺炎を起こす病原ウイルス。

がって、ＨＩＶはビスナウイルスに極めて近縁な真のスローウイルス（遅発性ウイルスともいい、数ヵ月から数年にわたる長い潜伏期の後に発病し、徐々に進行して宿主に死に至る感染症をもたらすウイルス）であるといえる。ＨＩＶは、ＨＴＬＶグループのウイルスとは非常に遠い関係にある。どのような自然な仕方によっても、ＨＩＶがＨＴＬＶ－Ｉから派生することはないのである。

4　エイズウイルスの誕生日

さまざまなウイルスのヌクレオチド配列が完全に決定されて、コンピューターを用いたゲノムの直接的な比較が可能になった。このような比較は、とりわけゴンダら（一九八六）によってなされた。この研究チームは、ギャロをも含む広く名が知られた研究チームである。

ＨＩＶとビスナウイルスのゲノムのヌクレオチド配列の直接的な比較によって、約六〇％のヌクレオチド部位が同一であることが明らかになった。これは、ビスナウイルスが、レンチウイルス亜科の他のいかなるウイルスよりもＨＩＶに近縁であることを示している。

六〇％しか同一性がないということは専門外の人にとっては失望するような値に思えるだろうが、これはまさしく予想されることである。ウイルスは一般に高い突然変異性を示

注16――ヌクレオチド配列　遺伝子は、物質としては核酸（DNA あるいは RNA）であり、ヌクレオチドと呼ばれる構造単位が連なったものである。このため、ゲノム地図はヌクレオチドの配列として示すことができる。ヌクレオチドは、糖とリン酸と塩基を構造単位とするので、ゲノム地図は塩基配列としても示すことができる。

注17――レトロウイルスの亜科　RNA ウイルスのレトロウイルス科は、オンコウイルス亜科、スプマウイルス亜科、レンチウイルス亜科に分かれる。オンコウイルス亜科は腫瘍

すこと、そして、ＨＩＶは他のウイルスと比べると突然変異率が約一〇〇万倍も高いことが広く知られている。これは、逆転写が遺伝情報を正確に複製するのにあまり信頼できない仕方で行われることによる。ギャロの研究室のハーンら（一九八六）は、一年から二年の間隔をおいて同一の患者からＨＩＶを分離した。これらの研究者たちは、ＨＩＶのゲノムのヌクレオチド配列が二年ごとに約一〇％まで変化することを見いだした。

同一株のＨＩＶが二年ごとに一〇％まで変化することが見いだされ、またゴンダは一九八六年に比較を行ってＨＩＶとビスナウイルスのゲノムに四〇％の違いを見いだしているので、一九八四年では三〇％だけ、一九八二年には二〇％だけ、一九八〇年には一〇％だけの違いでなければならない。ゲノムがほとんど同一であった時期、すなわちＨＩＶとビスナウイルスがそれぞれ独立の進化を始めた時期は、一九七八年の初め頃であったに違いない。この時期がＨＩＶの〝誕生日〟である。あるいは、もっと正確に言えば、遺伝学実験室でＨＩＶが製造された後に人間の体内で増殖を始めた時期である。

エイズは一九七九年の春に初めて出現したことが知られている。著しい感染の場合には潜伏期は一年間よりいくぶん長い程度であるので、ＨＩＶは一九七八年の初頭に初めて人間に感染したに違いない。これは先に計算した時期と極めてよく一致するのである。

コフィン（一九八六）によっても、ほとんど同じ情報が提示されている。さらに彼は、ＨＩＶのゲノムで、逆転写酵素の遺伝情報を持つ*pol*領域が約三〇〇ヌクレオチド対[注19]ほどビスナウイルスのものよりも長いことを述べている。この長い区域はビスナウイルスのゲノムに人工的に付加されたように思える。次節で、この仮説を支持するはっきりとした証拠を提示したい。その前に、この仮説によってＨＩＶの突然変異率が高い理由を理解できることを述べよう。

逆転写は、まず最初、ＲＮＡ鎖の小区域で行われて、短いＤＮＡ鎖が作り出される。このＤＮＡ短鎖が複製され、短いＤＮＡ二本鎖が形成される。その後になって初めて〝リガーゼ〟と呼ばれる酵素によってつなぎ合わされ、長いＤＮＡ鎖になる。この間に、短いＤＮＡ二本鎖は移動し、回転し、あるいは列を外れてしまう。実際に、この過程で見られる突然変異のほとんどは欠失[注20]、逆位[注21]、あるいは挿入[注22]である。逆転写と引き続くＤＮＡ二本鎖のつなぎ合わせの全過程がより素早く行われるほど、このような突然変異の発生は少なくなる。

二種類の異なるゲノムを組み合わせたウイルスでは、何らかの機能的な不適合があるに違いなく、その結果、突然変異率が上昇するであろう。別の亜科に属するレトロウイルスから、ビスナウイルスのゲノムに組み込まれた小区域は、完全に異質な環境中に自らを見いだし、混乱して振る舞うだろう。ＨＩＶの極端な遺伝的不安定性は、これまでに研究されたすべてのウイルス学的な事例とは対照的であり、自然な進化の産物ではあり得ない。このような遺伝的不安定性は、それぞれ相容れない生化学的要求を持つ複数のゲノム要素

注19——ヌクレオチド対　核酸の二本鎖は二本のヌクレオチド鎖が結合したものであり、その長さは、対になったヌクレオチドの個数か、ヌクレオチドの構成成分である塩基の個数で現される。

注20——欠失　遺伝子の一部分が失われる突然変異。

注21——逆位　遺伝子のDNAのヌクレオチド配列の一部分が、向きを反転させた状態となる突然変異。

注22——挿入　遺伝子の一部分に、余分なヌクレオチド配列が割り込む突然変異。

の人工的な組み合わせからだけ生じ得る。このことこそが、三〇〇ヌクレオチド対の区域の付加が、遺伝子操作によって生じたという結論を暗示するのだ。

チャンドラらはＨＩＶの逆転写酵素を分離した。彼らは、逆転写酵素の活性が二つの分離した分画に見られ、それらの一つの分画の最大活性はpH六・三に、もう一方はpH五・八に見られること、すなわち逆転写酵素は二つの異なる酸性度に最大活性を示すことを見いだした（図４）。われわれ二人の質問に対してチャンドラは、ビスナウイルスの逆転写酵素の最大活性がこれらの分画の一方に相当し、ＨＴＬＶ－Ｉの逆転写酵素の最大活性がもう一方の分画に相当していて、ＨＩＶの逆転写酵素に、これらの両方の分画が見られることを教えてくれた。チャンドラは、逆転写酵素の活性の二重性がＨＩＶの高い突然変異率の原因であると考えていると述べている。

これは、われわれが提案している仮説のまさしく直接的な証拠である。ＨＩＶは、互いに不適合な二つの酵素系を持つＣ型ウイルスとＤ型ウイルスからなる遺伝子組み替え[注23]の産物である。このような状態のもとでは、逆転写のような精巧な過程における突然変異の発生頻度は高くならざるを得ない。チャンドラの研究によって、ＨＩＶの遺伝子組み替え体としての性質の直接的な実験的証拠が提示されているのである。

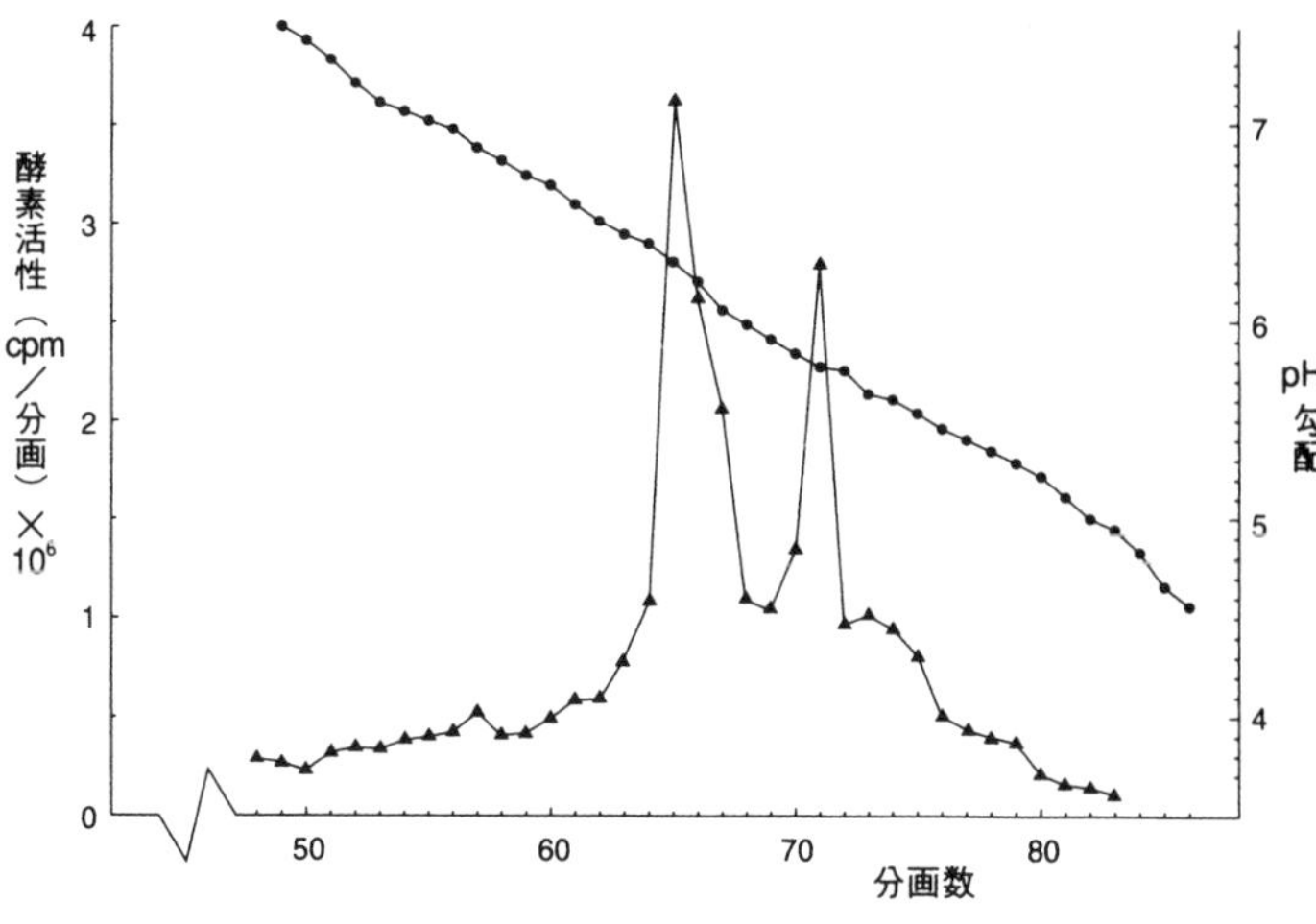

図4：pH 勾配中（―●―）での HIV の逆転写酵素の活性（―▲―）（チャンドラら）

5　エイズは人造ウイルスである

　ハイブリッド形成という、この見事な手法によって得られた科学的な事実を述べる前に、いくらか説明をしておこう。DNAの二本鎖は、二本の相補的なDNA鎖からなり、これらの鎖は多数の水素結合[注24]によって強く結合している。このようなDNA鎖が引き離されると、再び二本鎖を形成しようと、すなわちハイブリッド形成を行おうとする。もしも、これらの二本のDNA鎖が、それぞれ異なる二種のゲノムからのものであれば、これらのDNA鎖は、ある程度の類似性がある部位だけで結合する。つまり、ハイブリッド形成が生じる程度によって、二種

注23――遺伝子組み替え　遺伝子操作によって、ある遺伝子を異種の遺伝子と組み合わせること。作り出された生物体を組み替え体と呼ぶ。

注24――水素結合　水素原子Hを介して行われる結合で、生体中には広く見られる。

類のゲノムの近縁度が分ることになる。

ヘテロ二重鎖のハイブリッド形成は、ハイブリッド形成している部位の直接的な画像を得る手法である。この目的のために、環状の小さなゲノムを、通常はバクテリオファージλ[注25]のゲノムを開裂する。逆転写されたDNA二本鎖から得られた二本のDNA一本鎖を、バクテリオファージλのゲノムの裂け目に挿入して、一定温度の溶液を適切な濃度に調整する。もしも、二本のDNA一本鎖が同一のゲノムからのものであれば、これらの一本鎖は完全な二本鎖を形成するだろう（図5a）。もしも二本の一本鎖が、完全に無関係なゲノムからのものであれば、これらの二本の一本鎖は分離したままであろう（図5b）。二種類のゲノムからの二本の一本鎖に、完全に類似する部位やほとんど類似する部位があれば、それらの部位は短い二重鎖の領域を作り出すだろう（図5c）。これらは電子顕微鏡で観察も撮影も可能である。

図6はゴンダの研究室で撮影された一連のそのような画像である（ゴンダら、一九八五）。図のA、B、C、Dは写真であり、その下にあるのは、同じものの線画である。5'の位置は、バクテリオファージのゲノムに挿入されたウイルスゲノムの始点を示し、3'[注26]は終点を示す。図の中では、バクテリオファージのゲノムはほんの一部分しか見えていず、太線で描かれている。

図6Bと6bでは、HTLV－Iとビスナウイルスのゲノムの間のヘテロ二重鎖のハイ

は無関係と思われる抗原と反応すること。両抗原に類似する立体構造があるときに生じる。

ブリッド形成が分る。二つの矢印によって記した、短いハイブリッド形成部位が二つあるだけである。これは、これら二種類のウイルスの近縁な関係を意味するものではない。これらのハイブリッド形成部位は、*gag*（グループ付随遺伝子で、レトロウイルスに共通なウイルス粒子内部抗原の遺伝情報を持つ）タンパク質の一部を暗号化している領域である。*gag*タンパク質は、RNAのゲノムとともに、ウイルス粒子のコア（ウイルス粒子の中心部にある核酸とタンパク質の複合体）を形成している。*gag*タンパク質は、ビスナウイルスでもHTLV－Iでも同じようにRNAとしっかりと結合しているので、少なくともそれらのペプチド鎖の一部は、類似した立体構造であるはずである。つまり、すべてのレトロウイルスにRNAのゲノムがあり、すべてのレトロウイルスの*gag*タンパク質にも少なくとも部分的に共通した構造があるはずである。これはまた、*gag*領域によって暗号化されたタンパク質が、すべてのレトロウイルスの間で免疫学的な交差反応[注27]を生じさせる理由でもある。

図6Cとcでは、ビスナウイルスとHIVの間のヘテロ二重鎖のハイブリッド形成が分る。二種類のゲノムは、長い領域にわたってと、いくつかの場所でハイブリッド形成を行っている。ゴンダらは、多数の画像を詳細に調べて二五個のハイブリッド形成部位を報告している。ハイブリッド形成を行わない領域があることは容易に説明できる。厳格な条件が選ばれているので、明白なハイブリッド形成からは、ゲノムの六〇%あまりの類似性が

注25――バクテリオファージλ　λファージともいい、大腸菌を宿主とするウイルスで、分子生物学の研究や遺伝子操作などで広く利用される。

注26――5'、3'　核酸（DNAあるいはRNA）は、ヌクレオチドの（糖＋リン酸）成分が連結されて鎖状高分子となっているが、鎖の末端では糖成分の5個の炭素原子のうち、5'あるいは3'の位置の炭素原子での結合がなされず、鎖が終了している。それぞれを、5'末端、3'末端と呼ぶ。

注27――交差反応　抗体が、対応する抗原と

示される。

すでに述べたように、ゲノムのヌクレオチド配列のコンピューターによる比較では、これら二種類のウイルスのヌクレオチド部位の平均的な同一性は約六〇%である。このことは、六〇%以上の同一性を持つ領域と、六〇%以下の領域が交互にあることを、すなわち、選んだ実験条件のもとでハイブリッド形成をする領域と、しない領域が交互にあることを意味する。

二種類のゲノムに類似性がないのに偽りのハイブリッド形成が生じるかどうかを調べるために、ＨＩＶとビスナウイルスのゲノムを用いて、しかし、このビスナウイルスのゲノムを逆向きに挿入して、同じ実験が行われた（図6Dとd）。ハイブリッド形成はまったく見られない。類似性がなければ、あまりにも結合力が弱くて、ハイブリッド形成は生じない。ハイブリッド形成が起こる領域では必ず実際にヌクレオチド配列の類似性がなければならない。

最も重要な情報は図6Aとaによって与えられる。これは、ＨＴＬＶ－ⅠとＨＩＶとのヘテロ二重鎖のハイブリッド形成を示している。すでに述べた***gag***領域の二つの小さなハイブリッド形成部位の他に、ＨＩＶのゲノムの長さの約三%に相当する第三のハイブリッド形成部位が見られる。ＨＩＶのゲノムの全体の長さは九二一三塩基対であり、約三%は約三〇〇塩基対になり、ハーンとコフィンによって見いだされたＨＩＶのゲノムの余分

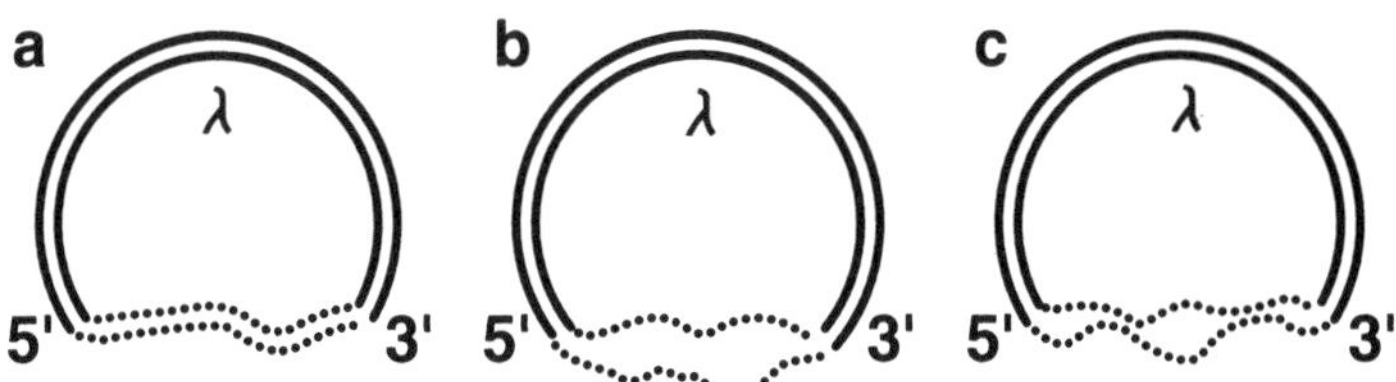

図5：ヘテロ二重鎖のハイブリッド形成のメカニズム。a：2本の類似するDNA鎖。b：2本の異なるDNA鎖。c：類似する領域がいくつかある2本のDNA鎖。

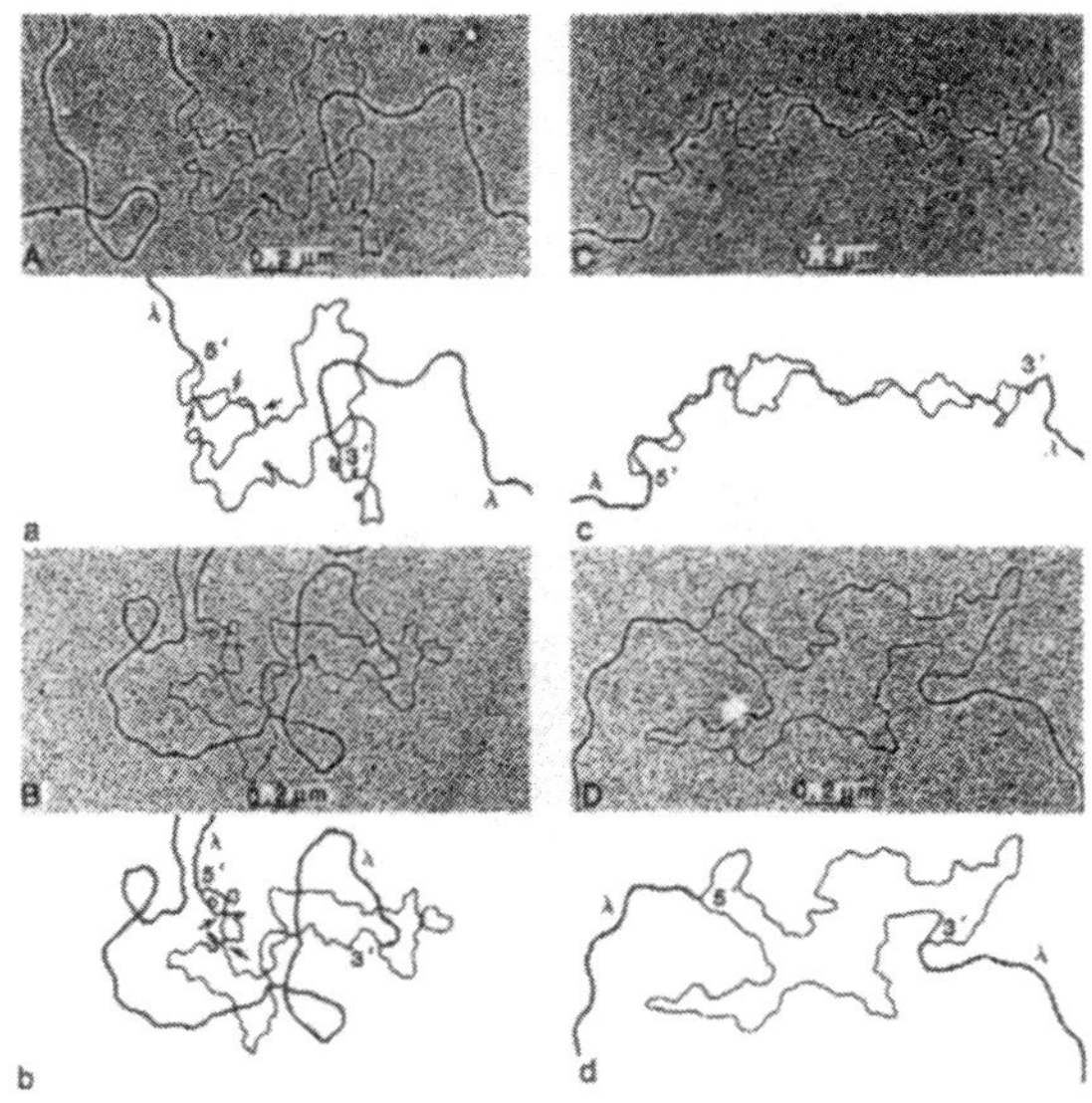

図6：いくつかのレトロウイルスのゲノムを用いたヘテロ二重鎖のハイブリッド形成（ゴンダら、1985）。上：もとの電子顕微鏡写真、下：線画への書き換え。aとbでは、矢印がハイブリッド形成の領域を示す。Aとa：HTLV－ⅠとHIV。Bとb：HTLV－Ⅰとビスナウイルス。Cとc：HIVとビスナウイルス。Dとd：対照として、HIVと向きを逆転させたビスナウイルス。

な長さに一致する。

ＨＩＶの製造後に遺伝的な不安定性によって蓄積されたゲノムの変化を取り除くと、ＨＩＶは最初は、ビスナウイルスの完全なゲノムに、人間から分離したＨＴＬＶ－Ｉのゲノムの一部が付加されていたと考えられる。これら二種類のウイルスは異なる亜科に属していて、偶然に混じり合うことはない。ＨＴＬＶ－Ｉは、人間のＴ４細胞[注28]やマクロファージ[注29]に結合して、これらの細胞中に侵入し病原性を発揮するが、ビスナウイルスは、これらの細胞には結合せず、したがって人間に対して病原性を示さない。これは、これらの細胞の細胞膜上にはＣＤ４と呼ばれるタンパク質があり、このＣＤ４タンパク質と結合する***env***タンパク質（ウイルス粒子の表面にあるエンベロープタンパク質）がＨＴＬＶ－Ｉにはあり、ビスナウイルスにはないことによる。

　したがって、次のように考えられる。まず最初、ＨＴＬＶ－Ｉの*pol*領域のかなりの部分がビスナウイルスのゲノムに付与された。続いて、高頻度の突然変異によって、ビスナウイルスのもともとの*env*領域が変化して、この改造ビスナウイルスは人間のＴ４細胞やマクロファージと結合するようになった。このような突然変異体は、Ｔ４細胞を含む培地で改造ウイルスを培養すれば、選び出すことができる。

　そこで次のような疑問が生じる。ビスナウイルスに遺伝子操作を行い、人間のＴ４細胞の細胞膜に結合できるようになったとして、この改造ウイルスは、ヒツジとは完全に異な

修復する。

る人間の細胞内ではたして十分に増殖できるであろうか。その回答は完全にイエスである。多くの研究者たちは、CD4レセプター（受容体、CD4タンパク質のこと）がまったくない細胞内にHIVを人為的なトランスフェクション法（形質転換法の一つ）によって入れている。ほとんどの場合、ウイルスは細胞内で生き延び、正常に増殖した。マウスの線維芽細胞内[注30]にHIVを入れた場合にだけ、HIVの増殖が著しく低下したが、線維芽細胞は結合組織に属し、リンパ球とは代謝が大きく異なる。したがって、CD4レセプターへの結合力を得た改造ビスナウイルスは、人間のT4リンパ球とマクロファージの完全な寄生体となることができる。

すでに述べたように、逆転写酵素が二つの異なるタイプからなることによって生み出される遺伝的な不安定性によって、HIVのゲノムは、もともとのヌクレオチド配列を二年ごとに一〇％まで変えていく。ハーンらによって一九八四年と八六年に得られた同一株のHIVのゲノムを比較して確認されたこの事実から、図7に示したような過去への外挿が可能になる。一九八六年の春に、ビスナウイルスとHIVの違いは四〇％であり（六〇％の同一性）、一九七八年の春には、この違いはゼロにならなければならない。このことは、一九七八年の春にHIVが製造され、これら二種類のウイルスが独立に進化したことを意味する。第二章二節で、他の証拠からもこの時期を精密に定めることができることを述べる。

注28——T4細胞　T細胞（Tリンパ球）にはいくつかの種類があり、細胞膜にCD4と呼ばれるタンパク質を持つものをT4細胞と呼ぶ。

注29——マクロファージ　大食細胞ともいい、骨髄中の細胞に由来する大型の単核細胞。異物に対する食作用を示し、体内の異物を除去する。また、各種の物質を分泌して、免疫系の働きで重要な役割を果たしている。

注30——線維芽細胞　結合組織に見られる細胞で、外傷などによって組織に欠損が生じると、この細胞が分裂増殖して欠落した部分を

一九八六年の四〇%の違いにも関わらず、ビスナウイルスとＨＩＶの類似性は、ビスナウイルスと他のレトロウイルスの類似性と比べると、依然として断然大きい。ほとんどのレトロウイルスのゲノムの完全なヌクレオチド配列が分っているので、マクルアらは三種類の異なるタンパク質、すなわち、逆転写酵素、リボヌクレアーゼＨ、[注31]そして主要なエンベロープタンパク質を暗号化している領域を用いて、九種類のレトロウイルスのヌクレオチド配列を比較した。この比較に基づいて、彼らは図８に示したような三種類のタンパク質の系統樹を作成した。これら三種類の系統樹のすべてで、ＨＩＶとビスナウイルスのタンパク質は、図中の矢印によって示したように同一の分岐枝から生じている。このことは次のことを意味する。これらのウイルスの一方は、必然的に、もう一方の祖先であり、ビスナウイルスは、エイズが出現する以前から長年知られていたのだから、ＨＩＶはビスナウイルスに起源したに違いなく、その逆ではあり得ないことである。他の研究室からも、マクルアらの研究チームとは無関係に類似する研究結果が報告されているので、ＨＩＶはビスナウイルスから起源したのであり、依然としてマスメディアによって流布されているようなアフリカのサル類のウイルスから起源したのではないと、確信を持って言うことができる。

これが、現在の生物学の研究の状況である。ビスナウイルスのゲノムに、人間に毒性を示すウイルスであるＨＴＬＶ－Ｉに由来するゲノムの一部が付加されて、この改造ビスナ

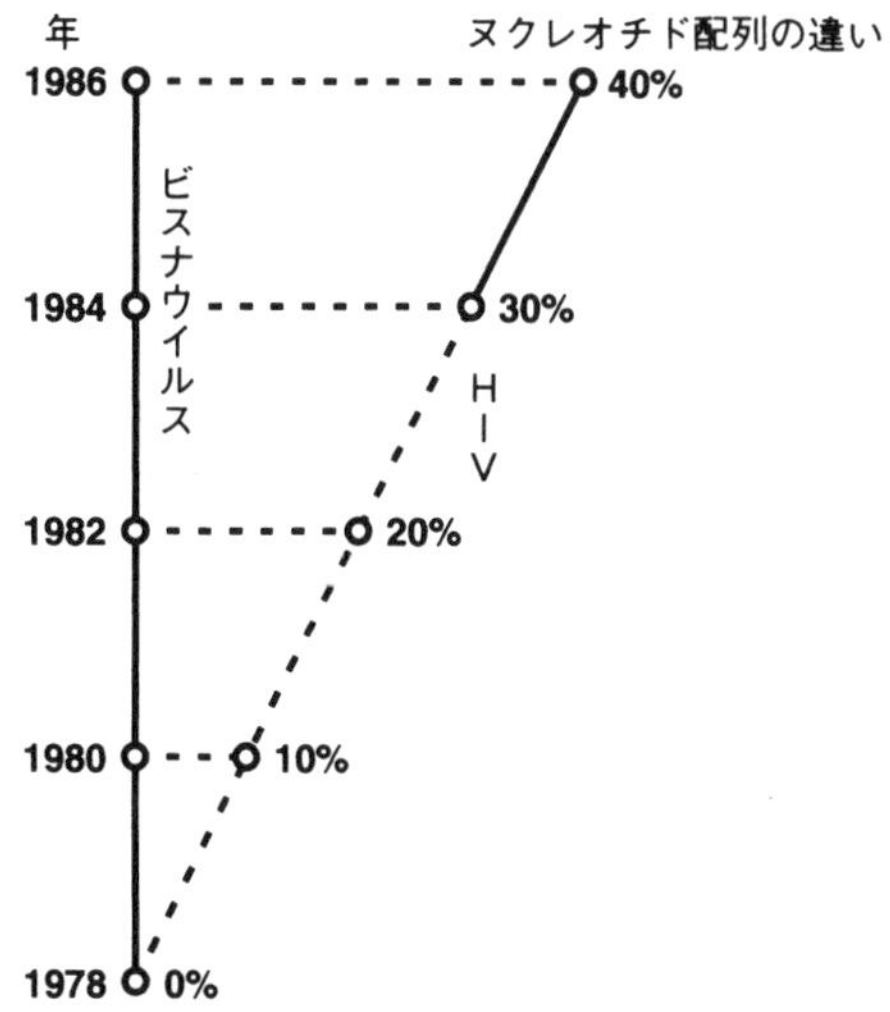

図７：HIV が製造された時期の算出。ハーンらによれば、安定なビスナウイルスと不安定な HIV のヌクレオチド配列の違いは毎年約10％ずつ大きくなる。これを過去に外挿すると、1978年の春頃にHIV は、ビスナウイルスから分離し始めたことが分かる。

ウイルスは人間に対する毒性を獲得した。この改造ビスナウイルスがＨＩＶである。これまでのところ、自然な仕方によって、このようなゲノムの付加が生じることを説明できた生物学者はまったくいない。これに代わる方法である遺伝子操作による付加は、一九八四年の米国科学振興協会（ＡＡＡＳ）の年会の参加者たちには、少なくとも気づかれていた。そして今やこの仮説には強力な実験的証拠がある。

ここで述べたのは、広く名が知られた研究機関で行われ、専門的な科学雑誌に公表されていて、事実に関して決して異議を唱えられ

注31――リボヌクレアーゼＨ　RNA 鎖とDNA 鎖からなる二本鎖で、RNA 鎖を切断する酵素。逆転写の過程で作用を示す。

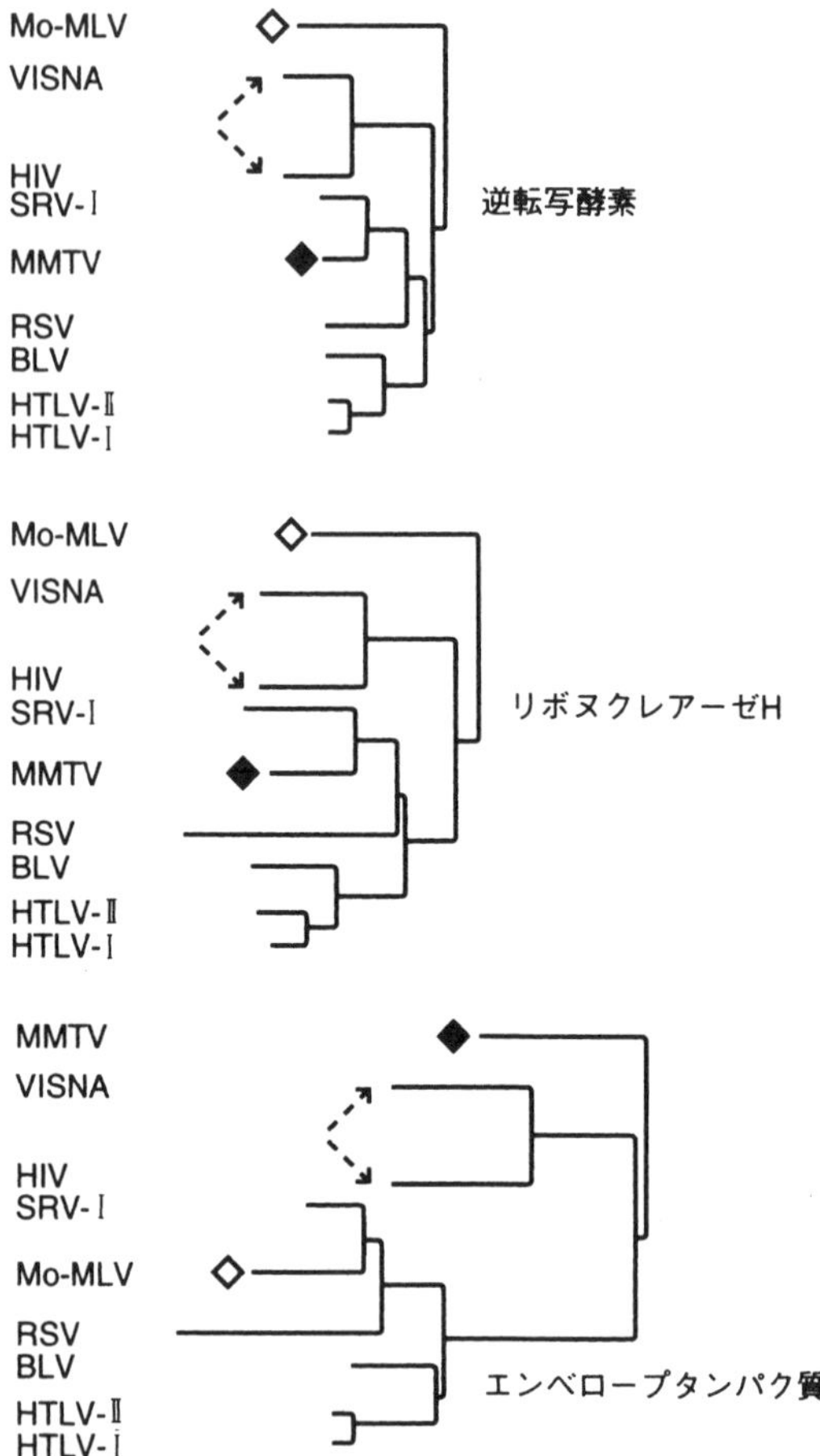

図８：９種類のレトロウイルスの系統樹。３種類のウイルスタンパク質を暗号化しているゲノム領域をコンピューターを用いて比較して作成された。３種類のタンパク質は、逆転写酵素、リボヌクレアーゼH、主要なエンベロープタンパク質である。著者が加えた矢印は、HIV がビスナウイルスから直接に起源することを示す。

ることのない、最新の科学的な研究結果の抜粋である。われわれ二人は、確実な証拠を揃えて、首尾一貫した論理と組み合わせて、ＨＩＶの起源についての生物学的な仮説を提案した。そして、これに代わる仮説は、いまだに提案されていない。

次章で、エイズの起源に関する、いくつかの政治的な側面を取り扱う。この方面での証拠はこれまで述べた科学的な論証とは異なる性質を持つ。実験的なアプローチはまったくなく、興味深い公文書はいまだに機密扱いを解かれていない。にもかかわらず、強力な状況証拠だけでなく、十分に立証された事実もある。それらによって、確実な実験的事実の調査の後に得られたわれわれの仮説は、十分に補強されるだろう。

第2章 エイズウイルスは米軍の微生物兵器だった

1　誰が新型ウイルスを必要としたか

バイオテクノロジーの手法を用いた新しい病原性ウイルスの製造には巨額の費用がかかる。製造には高度な熟練技術を持つ科学者チームと、精巧な機器を備えた高度な安全性の実験室と、最終的には人体実験を必要とする。これらすべてが、公開された研究室では決して保てない高度な秘密保持を必要とする。私企業の研究室については、いかなる商業的な利用の望みもなしに、このような経費のかかる試みを行うことはほとんどあり得ない。

誰が新しい致命的なウイルスを必要としたのか？

ところで、われわれ二人は、一九六九年六月九日の月曜日に開催された〝第九一米国議会第一会期下院歳出委員会小委員会公聴会〟の文書[注1]の写真複写を入手した。この中で、当時、米国国防総省研究技術部次長であったドナルド・M・マッカーサー博士は次のような

球）に属し、病原菌やウイルス感染細胞の除去などを行う。

証言を行っている。

今後の五年から一〇年以内に、これまでに知られているいかなる病原性生物ともいくつかの重要な側面で異なる新しい感染性微生物を製造することが、恐らく可能になるだろう。このような微生物の最も重要な点は、われわれが感染症をほぼ制圧するのに頼っている体内の免疫系と医療には恐らく対処できないであろうということである（資料２参照）。

これは、エイズウイルスのまったく正確な記述である。そして、その製造に必要とされた一〇年の期間の見積りも極めて正確である。一〇年後の一九七九年の春に、最初のエイズ患者がニューヨークに出現した。

このような試みがなぜ一九六九年に始まったのかは容易に理解できる。一九六八年から六九年頃に、レトロウイルスの遺伝的な振る舞いが解明された。レトロウイルスの一本鎖のRNAゲノムは、二本鎖のDNAに逆転写され、この形で宿主細胞の染色体に組み込まれることが明らかになった。二本鎖のDNAに対しては、抗体もキラー細胞[注2]も関心を向けないことがよく知られている。二本鎖DNAは、あらゆる点で宿主細胞のDNAに似ていて外来物質とは識別できないからである。製造されるべきウイルスについてのマッカーサ

注１——文書　この機密扱いの公文書は、わずかないくつかの部分が機密漏洩によって知られていた。環境保護団体の指導者であるJ・リフキンが、米国政府に対する訴訟でこの公文書を引用したので、この公文書は機密扱いを解除されなければならなかった。これによ り、われわれは完全な公文書を入手でき、その一部を資料２に転載した。リフキンは訴訟に勝利したので、裁判所は、この公文書が本物であることを認めたのである。

注２——キラー細胞　異物の抗原を持つ細胞に障害を与える細胞で、Ｔ細胞（Ｔリンパ

ーによる証言は、当時のウイルス学の知識と正確に一致する。

この当時、ヒツジに致命的なビスナウイルスはすでに知られていた。もしも、非病原性ではあっても人間の細胞を攻撃する別のレトロウイルスさえ見いだせれば、人間を攻撃する致命的なウイルスを製造するために、これら二種類のウイルスのゲノムを組み合わせることができる。遺伝子組み替え技術は当時はまだ十分には発達していなかったが、すでに議論は行われていた。実際に一九七二年という早い時期に、スタンフォード大学のP・バーグが最初の遺伝子組み替えウイルスを生み出している。

ペンタゴン（米国国防総省）がなさなければならなかったことは、遺伝子操作の手法を迅速化することと、ビスナウイルスと組み合わせるべきヒトレトロウイルスを見いだすことであった。この仕事を成し遂げるために、マッカーサーは一〇〇〇万ドルの研究助成金を求めた――そして、彼はそれを獲得した。

ただちにロバート・ギャロは研究を開始する。その直後の一九七〇年、リンパ球の腫瘍であるヒト成人白血病（ＨＡＬ）の患者の細胞に、レトロウイルスが感染した細胞に典型的な逆転写活性を見いだしたことを、ギャロは報告した。一九七二年には、逆転写酵素活性を持つウイルス様粒子について報告し、一九七五年には、女性のヒト成人白血病患者二三番のさまざまな組織に存在する、ＡＬ２３Ｖ（成人白血病２３ウイルス）と呼ばれるレトロウイルスを分離し、培養した。

これらの事実は、きちんとした科学雑誌に滞ることなく公表されている。後になって、ギャロはこれらの事実を否定する（次節を参照）。いずれにせよ、この新しいウイルスであるＡＬ２３Ｖは、一九七六年以降、再び言及されることはまったくなかった。これは、このウイルスがペンタゴンに引き渡されたからではないのか？

一九七五年まで、ペンタゴンの生物兵器研究の大部分はフォート・デトリック（メリーランド州）の実験室で行われた。しかし一九七五年に米国はすべての生物兵器の開発、製造、貯蔵を禁止する国際条約を批准した。フォート・デトリックは、表面上の組織変更を行わなければならなかった。たとえば、ウイルス研究に関わっていた部署は〝フレデリック・ガン研究施設〟と改名され（フレデリックは、フォート・デトリックの中にある町である）、ベセスダ（メリーランド州）の〝米国国立ガン研究所〟の管轄下に、あるいはもっと正確に言えば、そのウイルス研究部の管轄下に置かれた。このウイルス研究部の責任者はロバート・ギャロであり、現在でも依然としてそうなのである。

今や、新しいウイルス製造の研究が大規模に始められようとした。しかし重大な遅れが生じた。遺伝子操作の研究の管理を確立しようと、関係する生物学者たちが世界中から一九七五年にカリフォルニア州アシロマに集まった。このアシロマ会議は完全な成功はおさめなかったが、しかし少なくともいくつかの安全規則は定められた。それらの規則の一つは、病原体を用いる遺伝子操作の研究は、Ｐ４[注3]（物理的封じ込めレベル４）タイプの高度

注３――**Ｐ４**　病原体の漏出を防ぐために、物理的な（Physical）封じ込めがなされる程度を示し、Ｐ４実験室は最高度の安全対策が施された施設である。

な安全性を持つ実験室で行われなければならないということであった。

そのような実験室はまだ存在していなかった。そして、ギャロはウイルス兵器の研究を続けるために、一〇〇万ドルのＰ４実験室建設費を求めなければならなかった。最終的に一九七七年の秋にＰ４実験室がフォート・デトリックの五五〇番建物内に正式に完成し、研究が再開されることになった。

2　エイズウイルスが人体実験された

一九七七年に利用可能であった手法を用いて、このような新しいウイルス製造の作業を行えるかどうかについて、われわれ二人は多数の遺伝子操作の専門家たちと議論を交わした。専門家たちは、当時でも、いわゆるショットガン法[注4]を用いた産物を得て、引き続いて選別すれば、ウイルス製造が可能であることを認めた。遺伝子組み替えの現在の手法を用いれば、ウイルス製造は約二週間でできるだろうが、一九七七年に利用可能な手法では約六ヵ月を要しただろう。五五〇番建物のＰ４実験室の完成の前に、必要な熟練した研究チームが組織され、この研究チームが実験室完成後ただちに作業を開始したとすれば、新しいウイルスは一九七八年の春には利用可能となったであろう。そして、これは、ＨＩＶの変異性の研究から推定される時期（第一章四節）と一致する。新しいウイルスの人体実験はほぼ同一の時期に（つまり一九七八年の春に）開始されたに違いない。

このような人体実験は通常は長期懲役刑の受刑者たちで行われた。受刑者たちは、もしも人体実験を生き延びたならば釈放されるという約束のもとに志願したのだ。このような取引は秘密でもなんでもない。米国では一九六九年までに四二三人の被験者がこのような人体実験によって病気になり、そのうちの四人が死亡したことが、公式に発表されている。

引き続いて起こったことは容易に想像できる。だが、これについては直接的な公文書をまったく得られていない。なぜなら、これらの公文書は西暦二〇〇七年まで機密扱いであるからである。

一定数の被験者が人造ウイルスを接種された。そして被験者は当然のことながらエイズの急性感染症状[注5]を示した。これは症状が軽く、二週間後には自然に消えてしまう。そして再び完全な健康状態に戻ったように見えた。一年以上も潜伏期があるとは誰も思わなかったので、この人造ウイルスは軍事目的で利用するには十分な毒性を示さないと結論された。そして患者の観察は打ち切られた。被験者たちは約束通り、釈放された。

潜伏期の長さと感染の程度とは逆の関係にある。輸血による大規模な感染後の潜伏期は短いが（約一二ヵ月間から一八ヵ月間）、性交による感染では潜伏期が長い。フォート・デトリックの被験者たちは、相当な量の人造ウイルスを注射されたに違いなく、約一二ヵ

注4——ショットガン法　ショットガンで対象物を撃ったときのように、ゲノムのDNA全体をバラバラに断片化し、これらすべての断片の一個づつを他種のゲノムに組み込む方法。

注5——急性感染症状　エイズの病状の進行については147頁の図17を参照。HIV感染後1週間くらいで、血中のHIVの個数が増加して、風邪を引いたような症状が現れる。これを急性感染症状という。

月間の潜伏期が予測される。ここで仮定したように、もしも人体実験が一九七八年の初頭に開始されたならば、臨床的エイズ[注6]の最初の患者は一九七九年の春に出現するはずである。実際に、その通りであった。

この時期の特定は十分に補強することが可能である。ハーンらによって測定された遺伝的な不安定性によれば、ＨＩＶが最初に出現するのは一九七八年初頭である。一九七七年に稼働し始めたＰ４実験室で、最初の人造ウイルスは一九七八年初頭に完成したであろう。一九七九年の春でのエイズ患者の初めての出現は、一九七八年初頭での人造ウイルスの接種を暗示する。

被験者であった元受刑者たちが、最も近いが彼らにとってほとんど快適とはいえない環境のワシントンＤＣではなくて、近くにある別の大都市であり、その高度に発達した暗黒社会を持つニューヨーク市に向かうのは、恐らく当然のことであったであろう。必然的に臨床的エイズの最初の患者はニューヨークに出現した。

この仮説は、これまで説明できなかった他の事実さえ説明できる。エイズは最初、約一九対一の比率で男性に偏って、そして、ほとんどが同性愛の男性に見られた。生物学的にはエイズは男性病ではなく、そして今、女性たちの間に広がりつつある。米国陸軍徴募局は、兵籍への志願者すべてにエイズの血清検査を行っていて、一九八六年にはＨＩＶ抗体陽性の志願者の男女比は四対三であった。したがって、エイズは決して男性に限られるわけではない。感染の可能性は男女で同じである。なぜ最初、主に男性同性愛者たちがエイズにかかっていたのだろうか？

長期の投獄には、通常、同性愛行為が伴われることが指摘できる。被験者たちが、長期の男性受刑者たちの間から無作為に選ばれたとすれば、彼らの多くは男性同性愛の傾向が強かったであろう。

われわれの仮説によれば、人体実験によってＨＩＶを感染させられた最初の人間は主に男性であったのであり、そして彼らの多くは男性同性愛者であった。エイズが最初、男性の間に、そして男性同性愛者たちに偏って出現したこと、そして、エイズが女性にもゆっくりと広がっていったことはまったく不思議なことではないのだ。

いくつかの事実を説明するわれわれの仮説はこれまで通常は無視されてきた。しかし、なぜエイズは正確に特定できる時期に、すなわち一九七九年に初めて出現したのだろうか？　なぜ、エイズの拡大には明確に特定できる中心地、ニューヨーク市があったのだろうか？　なぜ、エイズは最初、男性の間に、とくに男性同性愛者たちの間に出現したのだろうか？　どのようにして、ＨＩＶは厳重に防護された高度安全性の実験室から漏れ出ることができたのだろうか？

正確な実験的証拠に基づいて明確な証明を与えたＨＩＶのゲノムの構造についての前章とは違って、フォート・デトリックについてのわれわれの仮説には直接的な証明を与える

注6——臨床的エイズ　エイズの進行の最終段階に当たり、日和見感染やカポジ肉腫などの明確な病状が現れる。

ことができない。エイズにかかった最初の被験者たちはすでに死亡している。確実に、彼らは刑務所から釈放された後に自分たちの身元を隠しただろう。病院の記録から彼らを探し出せる見込みはまったくない。エイズに関連した実験室の記録は――もしも、それらがまだ存在していればだが――、三〇年間は機密扱いである。この遺伝子操作を行った科学者たちについては、彼らは自分たちの行為の悲惨な帰結を見ているので、確実に何も喋らないだろう。

にもかかわらず、不十分な点があるにしてもしっかりとした一連の状況証拠をわれわれは提示しており、これは刑事裁判であればすべての陪審員を十分に納得させることができるだろう。

われわれの調査のこの章で述べた部分には、科学者によってだけでなく政府当局者によっても強く異議が唱えられた。第五章で、われわれの仮説への反対意見を取り扱う。これらの反対意見のほとんどは、誤った情報が提供されていることによっている。これらの誤った情報は、専門家でない人々を納得させるにはまさしく十分であろう。ここでは、そのような誤った情報提供の一つの例だけを述べよう。

一九七七年に、ビスナウイルスのゲノムとＨＴＬＶ－Ⅰのゲノムの一部とが組み合わされたと、われわれは述べた。ギャロが最初にＨＴＬＶ―Ⅰを報告したのは一九八〇年と八一年であったので、ＨＴＬＶ－Ⅰのゲノムを、ＨＩＶの製造のために一九七七年に用いることができないという異議が唱えられた。ギャロ自身が『サイエンティフィック・アメリカン』誌（高水準の一般向け科学雑誌）で一九八七年一月に次のように述べている。

「……われわれは、二人の白血病患者の細胞から、一九七八年から七九年に初めてHTLV－Iを分離した……われわれの実験結果は一九八〇年と八一年の初頭に公表した」

しかし、二編の論文が存在している（ギャロら、一九七五、およびギレスピー、ギャロ、一九七五）。これらの論文は、人間のT細胞で増殖し、白血病を生じさせるヒトレトロウイルスを報告している。これは、HTLV－Iの機能の完全な報告であり、ウイルスの呼び方が違っているだけである。当時すでに、遺伝子操作の実験さえ、この新しいウイルスを用いて行われた。これは、恐らくHTLV－IがHIVの製造のために用いられた時期の二年前のことである。

人間の細胞に作用する発ガン性のウイルスの最初のものであるHTLV－Iの発見は、素晴らしい科学的な功績である。ギャロは一九七五年にこれを発見したが、この名誉を一九八〇年においてだけで主張している。

実際にはギャロは、日本人科学者たちが、白血病を引き起こす新しいヒトレトロウイルスを報告した論文を『サイエンス』誌に送った後になって初めて、この発見を報告した。ギャロは、自らの影響力を用いて日本人研究者たちの論文の公表を遅らせ、この遅れに乗じてHTLVについての自分の論文を公表した。これによって、ギャロは五年早い自分の発見の先取権を確立したのだ。

このことの記憶喪失はなぜなのか？　また、なぜ、専門家でない一般の人々に、わざと誤った情報を与えようとするのか？

第Ⅱ部　エイズの起源をめぐる謀略

第3章　アフリカミドリザルの伝説

1　陰謀に使われたアフリカミドリザル

すでに述べたように、生物学者たちはエイズ問題に関連した遺伝子操作の危険性によって動揺し始め、一九八四年の米国科学振興協会（ＡＡＡＳ）の年会ではその不安を語り合った。アカデミックな世界の外側にこのような危険な不安が広がることはぜひとも防がなければならず、関心をそらせるために二つの活動が始められた。〝アフリカミドリザルの伝説〟と〝アフリカの遠く離れた村の神話〟である。しかし、その前に、いくつかの法的な条件を整備しておかなければならなかった。

一九八五年四月一六日に米国最高裁判所は、米国中央情報局（ＣＩＡ）のために働く科学者や研究室の名前を秘密にする権利をＣＩＡに与える判決を下した。そして、その直後の一九八五年のまだ四月のうちに、ハーバード大学のマックス・エセックスが最初にアフリカミドリザルの伝説を喋り始めた。

われわれは故意に〝仮説〟ではなく〝伝説〟という言葉を用いる。科学的な仮説は、専門的な世界が受け入れられるような仕方で提示される必要がある。科学的な仮説は、しっかりした科学的な証拠によって裏付けられていなければならず、また、十分に確立されている実験的な事実と矛盾のないように組み立てられていなければならない。一方、伝説は『聖者の歴史』誌とか『ニューヨーク・タイムズ』紙のようなマスメディアに公表される。伝説は真実である必要はないし、証拠もいっさい必要ない。重要なのは心理的な効果だけである。

エセックスは、アフリカミドリザルのことを専門的な論文では提示しなかった。彼は、一九八五年四月に米国アトランタで開催された第一回エイズ国際会議で、正式なプログラムにはない招待講演において、アフリカミドリザルのことを初めて喋った。彼は、この会議の他の参加者すべてに義務とされていた、講演要旨の印刷物の用意さえしなかった。彼のお喋りは、世論を惑わすための試みにすぎなかった。

引き続いて宣伝キャンペーンが一九八五年八月半ばから、テレビと『ニューヨーク・タイムズ』紙や『シュピーゲル』誌などの雑誌において一斉に始まった。しかし、一九八五年一一月にブリュッセルで開催された「アフリカのエイズについての国際会議」まで、われわれは待たなければならない。この時、エセックスはアフリカミドリザルのことを再び喋り、一頁の講演要旨と一枚のポスターを提示した。エセックスは、科学界の慣習に反して、いかなる科学的な専門雑誌にも、彼の話の詳細を決して発表しなかったので、アフリカミドリザルの伝説の内容を知るには、このわずかな資料で我慢するしかない。

エセックスと彼の研究チーム（カンキら）は、一〇四頭のアフリカミドリザル（オナガザル科のセルコピテクス・アエティオプス）を調べた。これらのアフリカミドリザルは、アフリカの森林で捕獲された直後のもので、完全に健康であった。これらのアフリカミドリザルの五七％が、明らかに非病原性のレトロウイルスを保有していた。

ちなみに、実際には次のことがすぐ明らかになった。これらのアフリカミドリザルは、アフリカの森林で捕獲されたのではなく、米国の霊長類センターによって提供されていたのである。このような研究機関で育てられたサルが、一般にさまざまなウイルスに感染していることは、よく知られている。このような著しい捏造は、ＣＩＡによって保護されていない科学者にとっては科学的な経歴の終わりを意味するだろう。

エセックスたちがアフリカミドリザルで見いだしたレトロウイルスとＨＩＶは、ゲノムの5'領域で免疫学的な交差反応を示した。これは驚くべきことではない。すでに述べたように（第一章五節）、5'領域[注1]には***gag***タンパク質の遺伝子が位置していて、レトロウイルス科のさまざまなウイルスのゲノムに、ある程度の類似性がある。ＨＴＬＶ－ⅠとＨＩＶとの間で最も大きな違いが見いだされているゲノムの3'領域を比較する努力は、まったくなされなかった。このような当てにならない根拠に基づいて、この研究チームは、アフリカミドリザルのウイルスはHIVに不可欠なタンパク質すべてを持っていて、これらの二種類のウイルスは互いに区別することが難しいと述べた。この当時、HIVはギャロによってHTLV－Ⅲと命名されていたので、エセックスは、このアフリカミドリザルのウイルスを、思いつきで言い立てた類似性を示すために、STLV－Ⅲ（サルTリンパ球指向性ウイルス－Ⅲ、Sはサルを意味する）と命名した。そして、エセックスは次のような結論を下した。アフリカミドリザルによる一噛みあるいは一掻きによって、アフリカミドリザルのこのウイルスがハンターの血中に移り、ハンターの血中で、このウイルスが毒性を示すHIVにすぐに自然に変化し、新しい流行病が生み出されたと。

これらの研究者たちは、自分たちの考え方を裏付けるために、アフリカミドリザルのこのウイルスが、多くの健康なアフリカ人に見いだされたと述べる。提示された数値は約九〇％である。そして、このウイルスが実際にエイズを引き起こすことを納得させようと、このウイルスが、エイズの米国人患者三二人のうちの一七人に（すなわち五三％に）、血液検査によってHIVと同時に見いだされたことを述べる。

これは、実際に無茶な論理である。ここではアフリカミドリザルのウイルスが人間の体内に入るやただちにHIVのように振る舞うことを信じるように要求されているのだ。そしてこれと同時に、健康なアフリカ人の九〇％がこのウイルスの保有者であると、教えら

注1——5' 領域、3' 領域　鎖状の核酸の末端は、一方は5' 末端、一方は3' 末端であり、5' 末端側の領域は5' 領域、3' 末端側の領域は3' 領域である。

れる。人間の体内では、アフリカミドリザルのウイルスがＨＩＶに変わることを信じるように求められる一方で、この関連で調べられたエイズの米国人患者の五三％に、アフリカミドリザルのこのウイルスがＨＩＶとともに存在するというのである。

米国のこれらのエイズ患者の五三％では、病原体はアフリカミドリザルのウイルスであるという結論に到達することを――このことは、これらの研究者たちによって明白には決して述べられていないが――、信じるようわれわれは要求されているのだが、それなら、ＨＩＶだけがいる四七％のエイズ患者は、病気をどこから得たのだろう？ このことは、アフリカ起源のエイズサルがいて、これと無関係に存在している米国起源の非エイズサルもいることを意味するのだろうか？

エセックスが喋っている二種類のウイルスの極端な類似性に関しては、彼自身が矛盾に陥っている。彼は、被験者の五三％で、ＨＩＶとともにアフリカミドリザルのウイルスを見いだしたと述べている。このことは、この二種類のウイルスの血清反応の違いが大きくて、たとえ、それらのウイルスが共存していても、ウイルスに対する抗体がそれぞれ区別できたことを意味する。したがって、中程度の類似性しかあり得ないはずなのである。

2　伝説を打ち破る科学的証拠

ＷＨＯ（世界保健機関）は、アフリカミドリザルの伝説に直接言及することなく、一九八五年の疫学レポートで公式な声明を発表した。このレポートでは、サル類のＴリンパ球指向性ウイルスについて、これらのウイルスの一部のものと人間由来のＬＡＶ／ＨＴＬＶ－Ⅲ（ＨＩＶの以前の呼び方）との類似性は大きくないと述べられている。ＷＨＯが特定の問題に対して見解を公表する場合、それは個人の見解ではなく、高度に有能な科学者たちの集団としての見解である。ならば、どのようにして、ＷＨＯは、こうした見解に達したのだろうか？

一九八四年の秋と八五年の春に、日本人研究者たちのグループによって二編の論文が発表された。それらの研究者たちの中には、世界的に定評のある専門家である渡辺、小室などの研究者たちがいた（小室ら、一九八四および渡辺ら、一九八五）。これらの研究者たちは、サル類のウイルスの五株を分離して、培養した。それらのうちの三株は日本のマカク属[注2]のサルから、一株はアフリカのチンパンジーから、もう一株はアフリカミドリザルからのものであった。ついでながら、エセックスは、アフリカミドリザルのこのウイルスを分離した最初の科学者では決してなく、それに命名する権利もまったく持っていなかった。

日本人研究者たちは、これらのウイルスのゲノムとＨＴＬＶ－Ⅰのゲノムとを比較した。彼らは、ヌクレオチド配列の直接的な比較だけでなく、ハイブリッド形成の実験も同時に行った。これらの結果は一致した。

注２――マカク属　オナガザル科に属し、ニホンザル、アカゲザル、ブタオザルなどを含む。

無関係にそれぞれ分離されたHTLV－Iのウイルス株のすべては、一％以下の違いがあるだけでほとんど同一であった。異なるサルからの五株のウイルスは、それら同士ではほとんど同程度に同一であった。さらに、これらの五株のウイルスは、ゲノムのさまざまな部位で約一〇％までの違いがあるだけで、HTLV－Iに非常に似ていた。一例として、日本人の研究者たちは、HTLV－Iのゲノムと、ブタオザル（マカカ・ネメストリナ）から分離したウイルスのゲノムの3'末端を示している。同一の部位を箱形で囲み、相違する部位を箱形の外に残すと、後者は全体のちょうど一〇％になる（図９）。

HTLV－IのゲノムはHIVのゲノムと非常に異なることはすでに述べた。HIVのゲノムは、無作為な突然変異の蓄積や、その他の何らかの自然な方法によってはHTLV－Iのゲノムからは決して誘導できない。サル類のウイルスが、ゲノムの構造からすればHTLV－Iに非常に近縁なのであれば、サル類のウイルスの一つが宿主を変えるだけでHIVになったと考えることはばかげている。

これらのデータと、他のウイルスのそれまでに公表されていたゲノムのヌクレオチド配列に基づいて、日本人研究者たちは図10に示したような系統樹を作成した。図10から、さまざまなSTLV（サルTリンパ球指向性ウイルス）タイプのウイルスが非常に近縁な一群を構成していることと、これらの一群がHTLV－Iに近縁であることが分る。HTLV－IとBLV（ウシ白血病ウイルス）は、同じ分枝に由来する。これらすべてのウイルスは、まだ知られていない（恐らくすでに消滅した）祖先ウイルスに由来する。ＨＩＶは、完全に独立した分枝によって、この祖先ウイルスから由来する。このことは、ＳＴＬＶタイプのウイルスが、人体に侵入してＨＴＬＶ－ⅢすなわちＨＩＶに変わったという、いかなる推測も不可能にする。

日本人研究チームが発表したこれらの研究結果と、同じ時期に発表された他のいくつかの研究結果とによって、アフリカミドリザルの作り話は完全に破綻する。このことが、先に述べたＷＨＯの声明の根底にある。一九八五年一月という早い時期に、『バイロロジー』誌に日本人研究者たちの二番目の論文が発表されている。これは、エセックスがアフリカミドリザルの伝説を最初に公然と喋ったアトランタの会議の三ヵ月前であり、また彼がテレビや、大規模に流通する一般雑誌で、この伝説を打ち出す七ヵ月も前である。こういうことからすれば、アフリカミドリザルの伝説は、最初から主張されるべきものではなかったのである。エセックスはウイルス学者であるのだから、彼の専門分野での一流雑誌である『バイロロジー』誌に確実に目を通したはずである。そして、たとえ、彼自身がそれらの論文を見逃したとしても、彼の共同研究者たちが、これらの重要な論文に彼の注意を確実に向けさせたはずである。

なぜ、エセックスのアイデアがブリュッセル会議まで専門的な科学雑誌にまったく発表されなかったのかが、これで理解できる。専門的な科学雑誌には編集委員会が設けられていて、編集委員たちは、明らかに誤った内容の論文を掲載することを決して認めなかったであろう。エセックスの共同研究者たちが、なぜ自分たちの論文では彼のアイデアにまったく言及しなかったかも理解できる。アフリカミドリザルの伝説は、専門家たちに向けられたのでは決してなかったのである。これは、新しい流行病に正当に不安を抱いた一般の人々に、間違った情報を与えようとする試みであった。この試みは、一般の人々から、とりわけ、軍隊の責任と生物兵器の準備に伴う危険性とを覆い隠す目的で行われた。この試みが成功したことを、われわれは認めなければならない。

エセックスが明らかにした唯一の事実は、非病原性のレトロウイルスがアフリカミドリザルの間に高率で見いだされ、この同じウイルスが北米の人間と、より高い率で赤道付近のアフリカのいくつかの地域の人間に見いだされることである。人間に見られる非病原性ウイルスは馴染みのものである。サイトメガロウイルス[注3]（ＣＭＶ）は、すべての西欧人の四〇％から一〇〇％に見いだされ（国によって感染率は異なる）、たとえば臨床的エイズ患者でのように、稀な場合にのみ感染が顕在化する。

人間と他の動物に同一のウイルスが見いだされることも驚くべきことではない。狂犬病ウイルスは、ヒト、イヌ、キツネ、ネコ、ノロジカ、その他の動物に感染する。このようなことは古典的な流行病学の基本的事実であるが、エセックスの発言のなかでは驚くべき事態と見なされてしまうのだ。

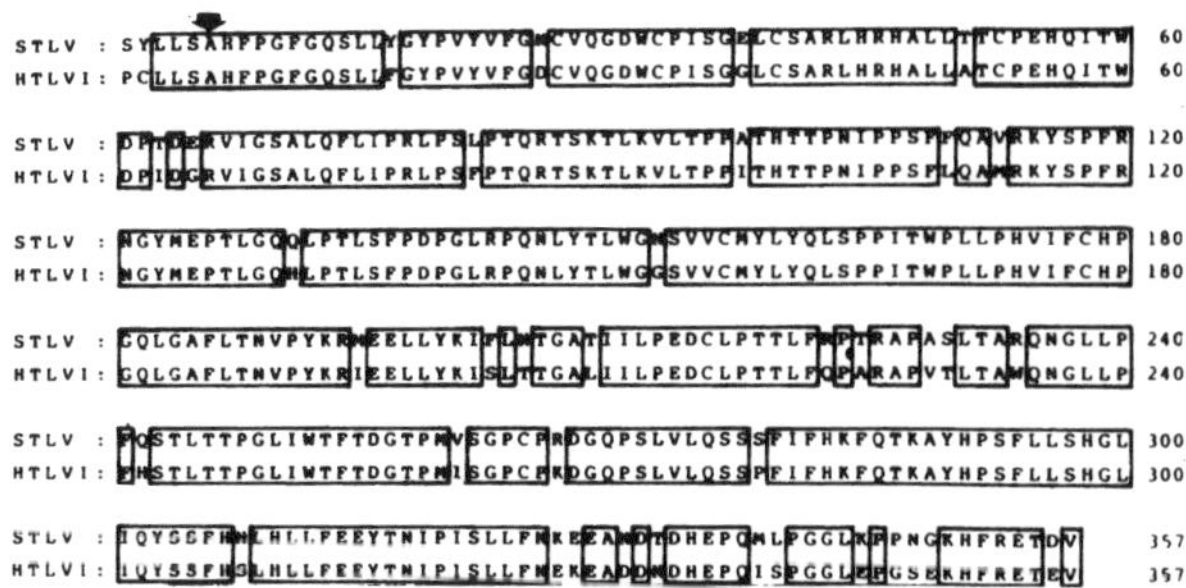

図9：HTLV－Ⅰとマカク属のサルのウイルスのゲノムの3' 末端領域の比較。ヌクレオチドではなく、ヌクレオチドのトリプレットによって暗号化されたアミノ酸によって示している。両方のゲノムで同一の部分を箱形で囲っている（渡辺ら、1985)。

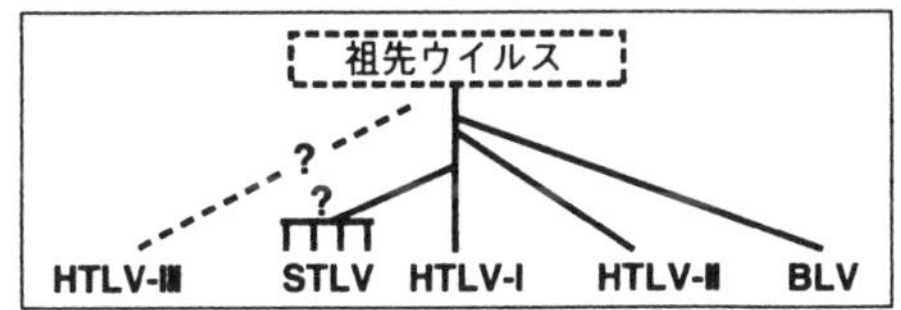

図10：HTLV群の推定系統樹（渡辺ら、1985)。HTLV－Ⅲ（HIV）は、恐らく共通の祖先ウイルスよりはるか昔に分岐した。BLV：ウシ白血病ウイルス。

一九八六年六月にパリで開催された第二回エイズ国際会議では、五つ以上の研究グループが、アフリカミドリザルのウイルスとＨＩＶの比較結果を発表した。これらの研究は、これら二種類のウイルスの構造、酵素活性、ゲノム構成、ウイルスが侵入した生体内で生じる抗体などを取り扱っている（一九八六年、パリ、第二回エイズ国際会議の会議録のシュナイダーら、ガードナーら、カナリとレトビン、ホウら、デスロジアズらを参照）。これらの研究グループすべてが、ＨＴＬＶ群のウイ

注3——サイトメガロウイルス（CMV） ヘルペスウイルス科に属する病原性のDNAウイルス。

ルスとＨＩＶとの間での移行はまったくあり得ないという、同じ結論を下している。

エセックスの研究チームが、アフリカミドリザルに関連して、いやいやながら敗北を認めるには、さらに六ヵ月かかった（一九八六年一二月）。極めて専門的な論文（ハーシュら、一九八六）の中に、巧みに隠された次のような文章を見いだすことができる。

「ＳＴＬＶ−Ⅲ AGM とＨＴＬＶ−Ⅲ／ＬＡＶ（ＨＩＶ）との間の中程度の相同性によって、最近の進化的な時間内では、どちらも直接的な祖先とはなっていないことが示唆される」

この言葉は、アフリカミドリザルの伝説を十分に深く葬り去る。

3　事実を隠そうとするトリック

エセックスは、アフリカミドリザルの伝説を引っ込める一方で、新しいヒトレトロウイルスの発見を主張して科学界を驚かせた。このヒトレトロウイルスは、多数のアフリカ人と、アフリカ人以外の相当な数の人々に見いだされる。米国の血清の五三％が、この新しいウイルスとの交差反応を示した。カンキらは、一九八六年六月のパリのエイズ会議でこれを初めて発表し、彼らがＳＴＬＶ−Ⅲ MAC と呼んだマカク属のサルのウイルスとは類似するが、同一ではないと述べた。しかし最近になって、彼らは、彼らがＳＴＬＶ−Ⅲ A

GMと呼んだアフリカミドリザルのウイルスと、この新しいウイルスの間には検出し得る差異が全くないことを認めた（ハーシュら、一九八六）。すでに述べたように、この研究チームは一九八五年一一月のブリュッセルの会議で、アフリカミドリザルのこのウイルスについて述べ、アフリカ人の約九〇％と北米人の五三％にこのウイルスが見いだされると報告した。今や、この研究チームは、この同じウイルスを、HTLV－Ⅳ（ヒトTリンパ球指向性ウイルス－Ⅳ）と命名する。この名称は、ギャロによってHTLV－Ⅲと命名されていたHIVとの、何らかの類似性を示唆する。しかし、この時までにエセックスは、このHTLV－Ⅳと呼ぶアフリカミドリザルのウイルスが、レンチウイルスのHTLV－Ⅲとは遠く離れた系統関係しかないことを知っていたはずである。Ⅳの数字も誤解をもたらす。この数字は、病原性ウイルスのHTLV－Ⅲとの何らかの関係を示唆するが、研究者たち自身がHTLV－Ⅳを非病原性と報告している。

HTLVのLという文字の内容は、奇妙な変遷を経ている。HTLV－Ⅰ（ヒトT細胞白血病／リンパ腫ウイルス－Ⅰ）では、Lは、このウイルスが生じさせる血液ガンの白血病／リンパ腫の意味であった。HTLV－Ⅲ（ヒトTリンパ球指向性ウイルス－Ⅲ）はガンを生じさせず、リンパ節腫脹だけを生じさせるので、ギャロはLという文字に新しい意味を与えたことになる。しかし、エセックスの新しいウイルスのHTLV－Ⅳは、リンパ腫もリンパ節腫脹も生じさせない。このウイルスは毒性がなく、ここでのLの文字は、リンパ球を攻撃するというリンパ球指向性だけの意味である。これは、いくぶん場当たり的なトリックである。これは、アフリカ人と米国人とアフリカミドリザルに、同一の非病原性ウイルスが見いだされるという、単純な広く知られた事実を隠そうとするトリックである。アフリカミドリザルの伝説は公式には葬られたが、混乱に紛れてこの説から利益を得ることは続いている。

ＨＴＬＶ－ⅣあるいはＳＴＬＶ－Ⅲ$_{AGM}$と呼ぶにしても、これらはエイズとはまったく関係ないことを示すあらゆる証拠があるにも関わらず、エセックスは、何の具体的な説明もなしに、このウイルスの発見はエイズの起源に光を投げかけるだろうと述べる。彼は、ギャロによって第二章二節で述べた『サイエンティフィック・アメリカン』誌の論文において、多彩な言葉でただちに支持された。

そこでは、ＨＩＶには自然な起源があり、その起源ではサルとか他の動物が神秘的な役割を演じたということが、あからさまにではないが示唆されている。そして、この示唆が成功するのに長くはかからなかった。西ドイツの『エイズ・フォーシュング』誌の論説は、エセックスの偉大な発見によって、ＨＩＶが遺伝子操作によって作り出されたモンスターであるというはったりは、ついに臨終のときを迎えたと述べた。このように誤った情報提供のキャンペーンはまだ続いているのだ。

4 新型エイズが出現した

モンタニエの研究チームによって最初に報告され（クラベルら、一九八六）、ただちに他の研究グループによって確認された発見は、極めて重大で恐るべきものである。HIVもHIV抗体も検出できない、日和見感染[注4]を示す臨床的エイズの患者たちがいる。しかし、これらの患者の一部から新しいレトロウイルスが分離され、このウイルスに対する抗体も検出された。このような患者は、西アフリカで初めて発見され、引き続いてポルトガルで、つい最近にはパリで見いだされた。しかし、このような知見はあまりにも最近に得られているので、エイズ－2と呼ばれるこの新しい病気の拡大の可能性について、まだどのような結論も下すことができない。

病名に応じて、この新しいウイルスはHIV－2と呼ばれる。ついでながら、サル類のさまざまなウイルスは、現在ではSIV（サル免疫不全ウイルス）と呼ばれ、サルの種を示す添え字が付けられる。たとえば、アフリカミドリザルのウイルスはSIV$_{AGM}$、アカゲザルのウイルスはSIV$_{MAC}$などのようにである。

HIV－1は一群のSIVとはまったく異なるが、この新しいウイルスであるHIV－2は、そのほとんどのタンパク質が、SIVとほぼ同じである。しかし、三つの主要な違

注4——日和見感染　免疫抵抗力が弱まると出現する感染症をいう。普通の健康人では感染症を引き起こさない、病原性の弱い病原体が原因となる。

いがある。一つは、細胞毒性の強さである。ＳＩＶは、Ｔ４細胞の懸濁液中で、Ｔ４細胞を死滅させることなく培養できるが、ＨＩＶ－２は短期間でＴ４細胞を死滅させる。ＨＩＶ－１と同様に、ＨＩＶ－２も強い細胞毒性を示す。患者の体内では、ＨＩＶ－２もヘルパーＴ細胞[注5]を破壊し、エイズ－１の免疫不全[注6]に類似する免疫不全をもたらす。

ＨＩＶ－２のゲノムは、約三五〇ヌクレオチド対の長さだけ、ＳＩＶのゲノムよりも長い（フランキーニら）。ＨＩＶ－１のゲノムはビスナウイルスのゲノムに約三〇〇ヌクレオチド対が付加されたように見えるが、同じように、ＨＩＶ－２のゲノムはＳＩＶのゲノムに約三五〇ヌクレオチド対が付加されたように見える。

フランキーニの研究チームはまた、ＨＩＶ－２と、ＳＴＬＶ－Ⅲ$_{AGM}$（ＳＩＶ$_{AGM}$の古い名前である）のゲノムの完全なゲノム地図を作成した（図11）。ＳＩＶのゲノムには、ＸとＲによって印された領域にギャップがあることが分る。通常は、この領域には*orf*－*A*の遺伝子がある。

この*orf*－*A*遺伝子は、四個のトランス作用転写活性化遺伝子[注7]の複合体の一部であり、これらは協同的に作用して、宿主細胞にウイルスタンパク質の発現の速度を通常は一〇〇〇倍にまで増大させる。ルシブらは、*orf*－*A*遺伝子を欠くＨＩＶ－１突然変異体を作り出した。この突然変異ウイルスでは、ウイルスの発現が完全には抑制されないが、劇的に低下した。このような突然変異ウイルスは、Ｔ４細胞の懸濁液中で培養でき、ゆっくり

注８——アミノ酸残基　アミノ酸分子から水分子１個が取れた形のものをいい、アミノ酸はタンパク質中ではアミノ酸残基の形で連結されている。

と増殖して、Ｔ４細胞を死滅させない。この突然変異ウイルスに、*ｏｒｆ−Ａ*遺伝子を再挿入すると、再び強い細胞毒性を示すようになる。これはまるで次のように思える。ＨＩＶ−２は、ＳＩＶを致命的な病原体に変えるために、ＳＩＶのゲノムに、恐らくはＨＩＶ−１かビスナウイルスの*ｏｒｆ−Ａ*遺伝子を付加したのではないかと。

ｏｒｆ−Ａ遺伝子によって暗号化されたタンパク質が、最近、分離され、分析された。チャンドラによれば、このタンパク質は一一六個のアミノ酸残基[注8]からなる。すべてのアミノ酸残基は三個のヌクレオチド対によって暗号化されているので、このタンパク質全体の暗号化には三四八個のヌクレオチド対が必要である。この個数は、ＨＩＶ−２とＳＩＶのゲノムの約三五〇ヌクレオチド対の個数の違いと完全に一致する。

これら二種類のウイルスの最も重要な違いは、一群のＳＩＶは極めて高い遺伝的安定性を示すが、ＨＩＶ−２はＨＩＶ−１と同じように遺伝的に不安定であることである。ＨＩＶ−１では、この不安定さの原因は、その遺伝子組み替え体としての性質にあることをすでに述べた。同じ特徴を示すことからすれば、ＨＩＶ−２も、恐らく人工的な遺伝子組み替えウイルスであろう。

人間に致命的なレトロウイルスを製造するには、二つの方法が可能である。一つは、ヒツジに致命的なビスナウイルスから出発し、ヒトレトロウイルスから取り出した遺伝子を付加して、製造を完了できる。もう一つは、サルとヒトに共通に存在する非病原性ウイル

注５——ヘルパーＴ細胞　Ｔ細胞からＢ細胞に信号が送られると、Ｂ細胞が分化し成熟して抗体産生が行われるようになるが、この信号を送るＴ細胞をヘルパーＴ細胞と呼ぶ。

注６——免疫不全　体内の免疫系に欠損が生じ、感染性の病原体などに対する防御力がなくなること。

注７——トランス作用用転写活性化遺伝子　ある遺伝子の産物（タンパク質）が、別の遺伝子に作用して発現を高めることをトランス作用用転写活性化と呼び、もともとの遺伝子をトランス作用用転写活性化遺伝子と呼ぶ。

スから出発して、これにトランス活性化遺伝子を付加して、ウイルスの増殖を数千倍増加させ、強い細胞毒性を発揮させるのである。

このことはまた、新しいレトロウイルスの製造がまだ続いているという驚くべき結論に到達する。この仮説は完全には排除できない。そして、政治的なレベルでの最近の出来事は、いっそうの懸念の材料となる。西ドイツのドイツ連邦議会の〝議案提出権委員会〟は、遺伝子操作の実験の規制法案を提出した。提案された法的手段のうちには次のように述べられている部分がある。「人間にまで、レトロウイルスの宿主特異性[注9]を広げることを目的とした実験は、L3タイプの高度な安全性の実験室で行われなければならない」

これは、われわれの仮説によれば、HIVの製造法そのものの記述である。遺伝子操作の手法によって、人間には宿主特異性のなかったレトロウイルスであるビスナウイルスの宿主特異性が、人間にまで広げられたのである。唯一の違いは、フォート・デトリックの高度な安全性の実験室はP4タイプと呼ばれるが、西ドイツではL3タイプと呼ばれていることである。この文章は、われわれの仮説を立証するために新たな証拠を提出する必要性をなくしてしまう。

しかし、なぜ西ドイツは、別の大陸で一〇年も前になされた実験に法的な根拠を与えるのだろうか？

公式に述べられている理由は、遠い将来に、ヒト遺伝子がレトロウイルスのゲノムに組

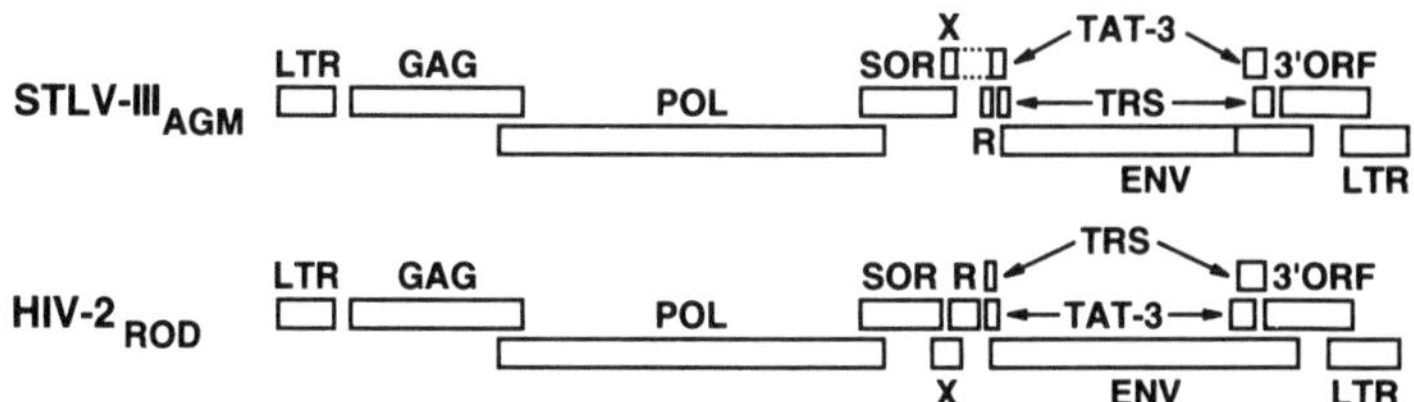

図11：アフリカミドリザルのサル免疫不全ウイルス（STLV－Ⅲ AGM）と、HIV－2のゲノム地図。アフリカミドリザルのウイルスのゲノムには、*tat* 領域にギャップが見られる（フランキーニら）。

み込まれて、これが、遺伝病を治療するために、遺伝子に欠陥が見られるヒト細胞に導入されるかもしれないからということである。この方法は、遠い将来には、成功するかもしれないし、しないかもしれない。近い将来には、新しい致命的なレトロウイルスの製造が可能になるだけである。このレトロウイルスは、ゲノムがＤＮＡに転写された後に宿主細胞の染色体に組み込まれ、これによって抗体の作用から逃れるだろう。

ＨＩＶは、このような人造ウイルスの最初のものであるが、生物兵器としては失敗作となった。しかし、ＨＩＶは改良でき、そして新しい法律によって改良を推進するための手だてが与えられるだろう。

このような遺伝子操作の実験はどこでも行われたであろう。西ドイツの『シュピーゲル』誌（一九八七年、一一号）には、米国陸軍に協力して西ドイツ国防省で働いている、ハノーバー（西ドイツ）の二人の微生物学者たちによる侮辱訴訟が報じられている。彼らは、新しい生物兵器の

注９——宿主特異性　ウイルスは感染する生物（宿主と呼ぶ）が限定されていることが多く、これを宿主特異性という。

開発に参加していることを公然と非難された。裁判所は、この非難の侮辱的な性質を認め、その損害賠償額を五万ドイツマルクと算定した。しかし裁判所は、被告によって提出された事実証拠を正式に受け入れた。

この事例は例外ではまったくない。新聞にはパキスタンから米国まで、英国からザイールまでの少なくとも一〇〇の実験室の名前が報じられている。特殊なミサイルの弾頭によって運ぶアジアチクングニアウイルス（出血熱の病原体）についての公文書が公開されていて、また、われわれの腸に普通にいる大腸菌に、知られている最も強力な致命的毒素であるボツリヌス毒素の遺伝子を導入したことを示す公文書も公開されている。HIV以外にも、遺伝子操作されたウイルスが重要な役割を演じるように思える。『ワシントン・ポスト』紙（一九八八年九月二〇日付）の記事で、R・ジェフリー＝スミスは、次のように述べている。

「米国陸軍は、世論の圧力に屈して、遺伝子工学を用いて製造される病原体を含む、最も致命的な生物兵器を研究するために、科学者たちにとって世界で最も安全な実験室を建設する計画を縮小したと、昨日発表した」（資料4参照）。

これらのことすべては、軍事バイオテクノロジーを用いて製造された生物兵器が実際にあり、それらは、現在の〝冷たい〟戦争が〝熱い〟戦争になればただちにわれわれに向けて放出すべく低温室に保管されているという考えをわれわれに抱かせる。

これらのすべてのことから、なぜ、エセックスが、かってに新しいヒトレトロウイルスを命名してまで、これほど熱心に全体の問題をもつれさせようとしているのかを、われわれは理解できるのである。

第4章 エイズはアフリカの風土病ではない

1 アフリカでエイズは爆発的に拡大したのか

一般の人々を騙そうとするまた別の試みが、ブリュッセルで開催された「アフリカのエイズについての国際会議」（アフリカのエイズ国際会議、一九八五年一一月）において大規模に打ち出された。それらの主張の主な論点は、エイズは、数百年間あるいは数千年間、アフリカの遠く離れた孤立したいくつかの村で風土病（地方病的流行）の形で存在していたというものであった。風土病とは、その病気が、ある特定の地域だけに見られ、国民の大部分は決して罹患することがない、つまり大規模な流行病として広がらないことを意味する。さらに次のようにも主張された。植民地時代が終わる時に、都市化の大きなうねりによって、地方の住民が大都市に移動し、都市では、生活条件の変化によって人々の病気に対する抵抗力が低下し、また人間同士の接触の機会が増大して、エイズの爆発的な拡大が引き起こされ、流行病として広がったというのである。そしてエイズは、中央アフリカから米国と欧州に伝播されたとする。

このような主張は、流行病学の最も基本的な法則に矛盾している。エイズのアフリカ起源の主唱者たちは、ＨＩＶと住民との長期間にわたる接触によって、エイズが生み出されたと主張している。これが、証拠もなしに言い立てられたエイズの爆発的拡大の起源の仮説であった。しかし、真実は正反対である。病原体と長期間にわたって接触する人々は、その病原体への生得的な抵抗力を発達させる。ほんのわずかな人たちしか病気にならないし、これらの患者たちさえ、穏やかな形でしか発症しない。流行病は、このような人々の間では突発的に拡大することは決してない。突発的な拡大は、それまでまったく接触のなかった何らかの病原体と新たに接触するときだけに起こる。これが、たとえばかつての欧州でのペスト（黒死病）の大流行であった。商船がネズミを運び、ネズミによってペストが流行していたアジアから欧州の港に病原体（ペスト菌）が運ばれた。欧州の住民は、それ以前にペスト菌にまったく接触したことがなかったため、数百万人の欧州人がペストによって死亡した。

何らかの病原体と初めて接触した住民は、高い感受性を示す。たとえば、水痘[注1]は欧州から米国に移住した人々には穏やかな病気であったが、米国の騎兵隊が、水痘患者が使用した毛布をインディアンたちに贈呈したことで、多数のインディアンたちが死んだ。ＨＩＶ

注1——水痘 水ぼうそうともいう。ヘルペスウイルス科に属する、病原性のDNAウイルスである水痘ウイルスによって引き起こされ、発熱と発疹を生じる。

について は、米国人や欧州人と同じようにアフリカ人にとっても新しい病原体であったから、三大陸すべてで強い病原性が現れたのだ。この理由だけからでも、エイズのアフリカの風土病の仮説は捨て去られなければならない。

都市化によって住民の自然な抵抗力が低下するということも信じられない。アフリカでは、都市化は、寄生体のいない飲料水と洗浄水、ゴミと下水の衛生的な処理、タンパク質含量の多い食物、適切な医療看護、そして、とりわけエイズ感染に対する抵抗力をいつの間にか損なう、ウイルス、細菌、寄生体によるさまざまな流行病の減少を意味する。

確かに大都市の郊外にはスラム街が存在するが、アフリカでは、エイズは、都市化の真の受益者である裕福な住民層に通常は広がっている。

エイズのアフリカ起源説の支持者たちの誰一人として、次のことをまったく問わない。疑いなく、エイズはニューヨークから他の米国の町にまず広がり、その後で欧州に広がったのであるから、エイズがアフリカに起源したとすれば、なぜニューヨークだけに伝播されたのかということである。植民地時代には、英国、ベルギー、ポルトガル、フランスなどの兵隊たちがアフリカに配置されて、アフリカ生まれの兵隊たちは欧州に配置された。このような状況下での異性との接触は、非常に多数の混血の子どもたちによって例証されるように、頻発したはずである。アフリカの国々の独立後も、商人、技術者、医師、教師たちなどを通した以前の植民地支配国との交流は、米国との新たな交流よりも強かった。

したがって、エイズがアフリカに起源したならば、欧州を通して米国に伝播されたはずである。ところが実際には、逆であった。

アフリカから世界中にエイズが伝播されるルートを示す、何枚かの地図が提示されている。図12は、そのような地図の一つである。言うまでもないが、これらの地図のすべては単なる空想であり、いかなる流行病学的証拠にも基づいていない。

確実な事実に戻ろう。マスメディアは、エイズがアフリカで急速に拡大していると宣伝した。〝エイズの爆発的拡大〟という言葉は大きな宣伝効果を持った。

米国では、一九八五年半ばでの血清検査でのＨＩＶ抗体陽性者の平均的な出現率は〇・二五％と算出された。一方、ギャロが協力する研究者グループは（ザグリーら、アフリカのエイズ国際会議の会議録）、ザイールの首都のキンシャサで苦労して研究して、六・六％のＨＩＶ抗体陽性率をはじき出した。これで、確かにザイール人は米国人よりも大規模にＨＩＶ感染していると言えるだろうか？

キンシャサは、サンフランシスコが米国の代表となる都市でないのと同じように、ザイールの代表となる都市ではないことを忘れないようにしなければならない。一九八六年春に、サンフランシスコについて人口一〇万人当たり二四三人のエイズ患者が報告された。その当時、米国全体では、約二億五〇〇〇万人の人口に対して一万五〇〇〇人のエイズ患者が報告されていて、これは人口一〇万人当たり六人である。サンフランシスコでの対応する比率は、米国全体の比率の四〇・五倍になる。この比率をギャロのデータに適用すれば、ザイール全体では六・六÷四〇・五＝〇・一六％の数値が得られ、これは一九八六年当初の西ドイツについてハンスマンが算出した数値と同じであり、米国の〇・二五％のＨＩＶ抗体陽性率よりもはるかに小さくなる。

ザイール全体の正確なエイズ患者数を知るのは容易ではないが、この推定ＨＩＶ抗体陽性率からすれば、臨床的エイズの患者数は欧州のほとんどの国とほぼ同じで（二八頁表1）、米国と比べれば約一〇分の一であるに違いない。欧州と米国の患者数比は、エイズが欧州では米国よりほぼ三年後の一九八二年頃に出現したことによって容易に説明できる。赤道アフリカでのエイズ患者数が欧州の患者数の約半分であるのならば、赤道アフリカでは欧州よりも遅れてエイズが出現したに違いなく、出現時期は最も早くても一九八二年である。

キンシャサについては、さらにいくらか述べなければならない。この都市は、しばしば〝エイズ地獄〟と称せられる。それぞれ無関係に算出された、キンシャサでのエイズ罹患率のいくつかの推定値がブリュッセルの会議で示された。マンらによれば推定罹患率は人口一〇万人当たり二七人で、フランクらによれば三〇人である。一方、一九八五年九月のＷＨＯレポートでは、一七人から四〇人の間と推定されている。したがって、人口一〇万人当たり約三〇人というところが妥当な推定値であろう。

しかし、サンフランシスコについては、ラザフォードが一九八五年末での人口一〇万人

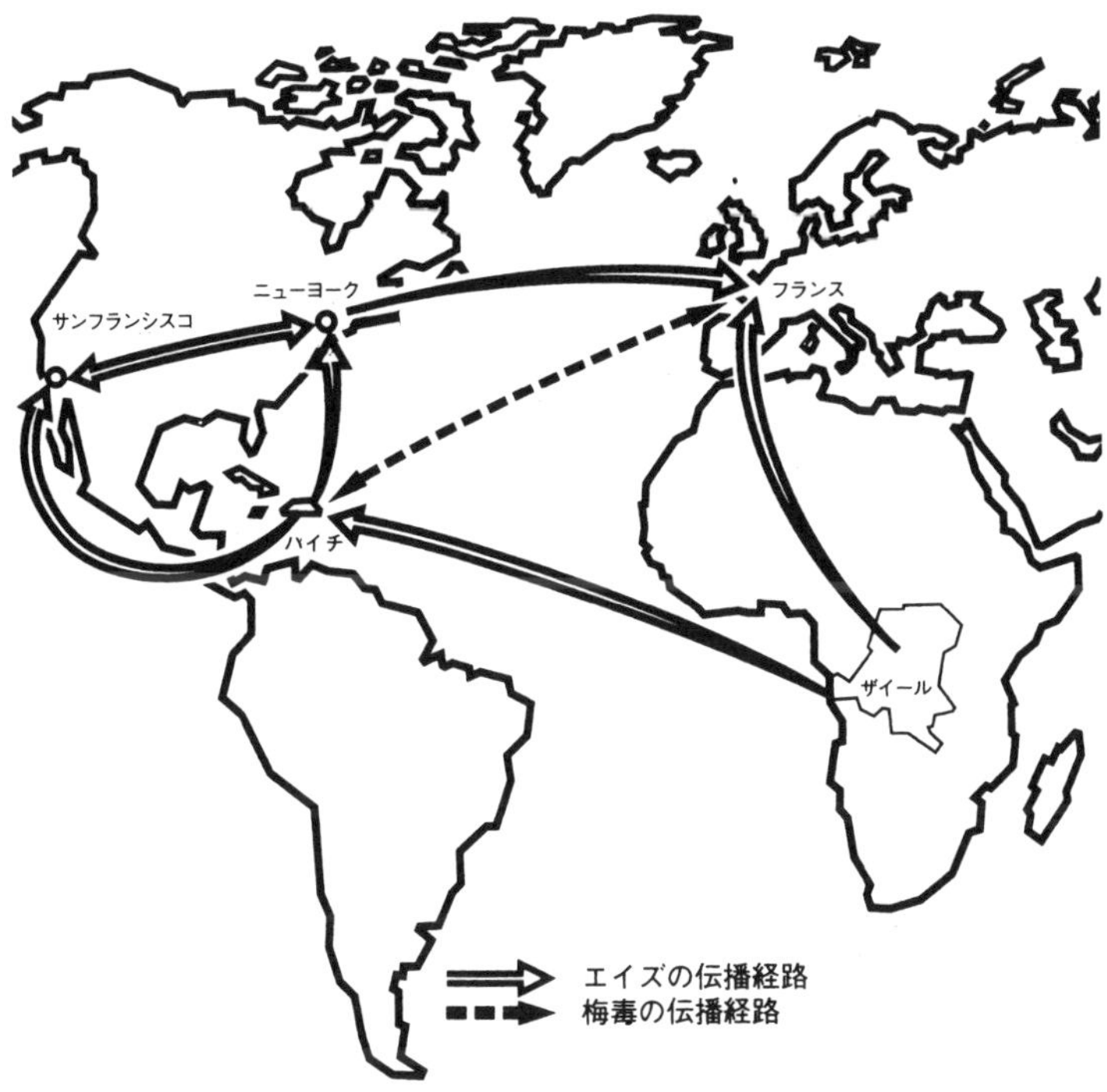
ニューヨーク
サンフランシスコ
フランス
ハイチ
ザイール
エイズの伝播経路
梅毒の伝播経路

図12：アフリカから世界中にエイズが伝播したと証拠もなしに言い立てる地図の一例。

当たり二四三人のエイズ患者をパリの会議で報告し、ベル・グレイドという小さな町（フロリダ）については、人口一〇万人当たり二四八人の最高記録の数値が報告されていて、この数値はキンシャサの推定値の八・二倍になる。明らかに、キンシャサの〝エイズ地獄〟の神話は崩壊する。

キンシャサについての推定値は、パリの会議でビラ、マンらによって補強された。ちなみに、マンは、その当時、ＷＨＯのエイズ担当部署の責任者であり、したがって、この分野で出会うことのできる最も有能な人物であった。マンらは次のように述べた。「研究を行ったアフリカの住民での無症候の潜伏期の段階から臨床的エイズへ（一％）とＡＲＣ（エイズ関連症候群）へ（一〇％）の年ごとの全体的な進行の比率は、米国と欧州で見られる比率に非常に近づいている」。この発言は、赤道アフリカでの〝エイズの爆発的拡大〟の戦慄するような作り話を終わらせるに十分である。

アフリカで、大きな医療センターから離れた地域について、感染者数の信頼できるデータを得ることは難しい。地方では、ＨＩＶ抗体陽性率は〇％から一％であり、売春婦と、入院中の性病患者たちではＨＩＶ抗体陽性率が高くなる。詳細に立ち入ることはしないが、中央アフリカではエイズは、欧州の国々に見られるのとほぼ同じような罹患率と不規則さで伝播されていると結論できる。中央アフリカでは、第四章四節で述べるような気候条件と、歴史的な出来事も一定の役割を演じている。たとえば、タンザニアに近い、ウガンダの国境地域でエイズが拡大している。この地域では長期間の戦争があり、国際赤十字によって米国製の血漿製品が大量に寄贈された。その当時は、この血漿製品に致死的なＨＩＶが含まれることなど、知るはずもなかった。

しかし、中央アフリカでのエイズの脅威は、欧州でよりも大きくはないと結論するのは危険であろう。厳しい気候条件、寄生体、タンパク質含量の低い食物、衛生状態の劣悪さなどが組み合わさると、穏やかな気候と豊かな食物の国々でよりも、エイズの拡大の抑制はより難しい。したがって、中央アフリカの大多数の住民にとって、エイズが実際の脅威になる可能性は排除できない。

同じように恐るべき状況が、同じ理由によってブラジルでも現在、見られている。このことは、まだエイズが広がっていない第三世界の他の国々にも当てはまるだろう。

2　アフリカで最初のエイズ患者は誰だったのか

エイズは一九七九年のはるか以前から中央アフリカで見られたという主張のほとんどは、ベルギーの科学者たちによってなされた。このため、われわれはアントワープ（ベルギー）にある有名な熱帯医学研究所を訪ねて、文献調査を行った。熱帯医学誌の一九八四年号に、アフリカでのエイズを初めて報告した二編の論文が見いだせたが、これらは、ベルギーの科学者たちを含む研究グループが一九八三年に行った二つの研究を報告するものであった。このアントワープの研究所では、エイズを報告する、これ以前の論文はまったく発見できなかった。

ＷＨＯレポートの調査でも、同じ結論が得られた。エイズの最初の報告はマゼボらの論文であり、この論文では、一九八三年から八四年にかけて、キンシャサ大学の大学病院に収容された九三人のエイズ患者が報告されている。ふたたび、これ以前のエイズ患者の報告はまったく見られなかった。

さらに文献調査を進めて、われわれはカラタの論文を見つけだした。この論文では、一九八二年一二月から八五年六月にかけてザイールのルムバシ病院に収容された、真菌性髄膜炎[注2]の日和見感染を示す臨床的エイズの七人の患者が報告されている。これまでのところ、アフリカで報告された最初のエイズ患者は一九八二年一二月の患者であると認められる。

クライスらは、ケニアのナイロビで長年にわたって集められた血清試料を検査した。ＨＩＶへの最初の抗体は、一九八〇年の日付の血清に見いだされた。通常の感染後の潜伏期間が二年間だとすれば、一九八二年に臨床的エイズが出現することになる。これは、カラタの論文の一九八二年一二月のエイズ患者のデータとよく一致する。

ベイリらは、数年間にわたる調査によって、エイズがザンビアに出現した年を正確に推定している。いわゆる〝典型的な〟形での風土病としてのカポジ肉腫[注3]は、良性の比較的稀

表２：ザンビアでの典型的、非典型的なカポジ肉腫の新患者数の推移（ベイリら）

期間	典型的患者数（人）	非典型的患者数（人）
1983年以前	8－12	0
1983年	10	13
1984年	15	22
1985年の４ヵ月間	（4）	（19＋子ども２）
1985年の12ヵ月間	～12	～63

な病気である。南欧の低湿地帯で何人かの患者が報告されていて、それらの発症は、マラリア[注4]による免疫抑制作用が原因であると見なされている。赤道アフリカのマラリア地帯にカポジ肉腫が見られるのもまったく不思議はない。この風土病としてのカポジ肉腫が、エイズが古くからアフリカに存在していたことの証拠となるという主張は、専門家たちから厳しく批判されている。

エイズに伴うカポジ肉腫は罹患率が高く、極めて悪性の〝非典型的な〟形に発達して、典型的な形の風土病のカポジ肉腫とは臨床的に異なり、容易に区別がつく。

一九八三年より以前と、また八三年から八五年にかけて、典型的なカポジ肉腫の年間患者数は、年によって変動はするものの、八人から一二人であり、ほぼ一定であることをベイリらは見いだした。一九八五年以降は、非典型的なカポジ肉腫の患者数が急激に増加して、典型的なカポジ肉腫の患者数に付け加わり、明らかなエイズの拡大を示している。表２に示されるように、エイズの流行の始まりは、一九八三年あるいは一九八二年

注２——真菌性髄膜炎　クリプトコッカスなどの真菌類（カビ）によって生じる脳の軟膜、クモ膜の炎症。

注３——カポジ肉腫　血管の内皮細胞に由来する腫瘍で、皮膚に暗赤色の腫瘍が多発する。

注４——マラリア　ハマダラカによって伝播される感染症で、原生動物住血胞子虫類のマラリア原虫（プラスモジウム）によって生じ、原虫種により三日熱、四日熱、熱帯熱、卵形マラリアがある。

末と判断できる。

この点に関して、中央アフリカの医療機関は未熟であり、一九八二年以前には非典型的なカポジ肉腫を医師たちが見逃していたのだろうという批判に対して、反対意見を述べておきたい。植民地時代には各国政府が熱帯の都市に優れた病院を建設した。それらの病院は、支配者側の国民の医療看護のためだけであったとしても、あらゆる熱帯病に対して綿密な監視を行った。B型肝炎[注5]や黄熱病[注6]などの流行調査のために数十年前から集められ、そして今ではエイズの研究のために用いられている多数の血清試料の存在は（次節参照）、元植民地で行われた高いレベルの流行病研究の証拠となる。

さらに、フランスとベルギーの植民地には、パスツゥール研究所の支所があり、有能な職員たちがいた。彼らは、植民地の独立後も、新しい政府による援助のもとに自分たちの仕事を続けた。エイズは、経過が非常に異常で、最後が悲惨であり、このような病気が彼らの注意から逃れ得ることは決してなかったであろう。

高名な流行病学者であるビガーもまた、エイズはアフリカでは新しい病気であり、一九八三年あるいは、最も早くて一九八二年に出現したと見なしている。彼は、ベイリらの研究に似た、非典型的なカポジ肉腫の最初の出現時期を定める研究を行った。その結果もまた似たようなものであった。さらにビガーは、一九六〇年代と七〇年代に中央アフリカで医療活動を行っていた多数の医師たちの意見を聴取したが、これらの医師すべてが、エイズのような病気を見逃すはずはないと主張したという。

一九八二年より前にアフリカでエイズが流行していた証拠を見いだそうと、何人かの研究者が試みた。提示された証拠は、多かれ少なかれ似たようなものである。たくさんあるものの中から、つい最近の論文をここでは引用しよう。一九八八年の夏に、英国の有名な医学雑誌である『ランセット』誌に次のような論文が載った。ノルウェーで、父親、母親、娘の三人の家族全員が、エイズに典型的な症候を示して一九七六年に死亡した。父親は一九六六年に、母親は一九六七年に、娘は一九六九年に発症した。この論文は次のように結論する。父親は船乗りで、それまでの何年間か航海をしていて、アフリカの港にも立ち寄り、そこでＨＩＶに感染した。つまり、エイズは、米国で出現する少なくとも一〇年前にアフリカに存在していた。

父親は、致命的な症候を一九六六年に現し、それらの症候が現れてから一〇年後の一九七六年に死亡したことに注意してほしい。最新の医療看護をもってしても、臨床的エイズの患者は通常は二年間、あるいはせいぜい三年間しか生き延びられない。しかし、いわゆる臨床的エイズ患者となった後に、父親は一〇年間、母親は九年間、娘は七年間を生き延びた。どのような病気かは分らないが、これは確実にエイズではない。恐らく、父親は、免疫不全をもたらす二、三種類の熱帯病[注7]にかかっていたのだろう。

最後に、一九八六年のパリの会議の一七編以上の論文では、エイズは極めて最近に中央

注５——Ｂ型肝炎　DNAウイルスである肝炎Ｂ型ウイルスによるウイルス性肝炎。

注６——黄熱病　トガウイルス科のRNAウイルスである黄熱ウイルスによる急性熱性疾患。

注７——熱帯病　マラリアなど、熱帯地方に多く見られる病気の総称。

アフリカに出現したと述べられており、それらの論文のほとんどがエイズがニューヨークに起源したことを強調している。

3 不正確なエイズ検査法

これらのデータに真っ向から対抗して、アフリカで一九八〇年代と七〇年代に、さらには一九五九年に採取された血清においてさえ、HIV抗体の陽性反応が見られることを、何人かの有名な研究者たちが主張している。このような血清は、肝炎や他の病気の研究のために代表的な住民からしばしば採取されていたもので、特定の研究の終了後は、余った血清は後の研究に利用できるように、低温で保存されていた。

これについて頻繁に引用されるのは、サクシンガーらの論文である。他の多くの論文と同じく、この論文はアフリカのエイズ国際会議（ブリュッセル）の会議録に収録されている。一九七二年と七三年に子どもたちから七五個の血清が採取された。それらのうちの五〇個（六六％）の血清が、HIV抗体陽性であった。ほとんどの抗体価（血清中の抗体量の測定値）は、検出限界ぎりぎりであった。

アフリカ人の血清の最も古い試料は、ナーミアスらによってキンシャサで検査された。それらの血清は一九五九年の日付であった。六七二個の試料のうち、六四個（九・五％）

だけが明らかに陰性であった。六〇八個はＨＩＶ抗体陽性と判定された。五九一個の血清の抗体価は、検出限界ぎりぎりであった。一五個の血清の抗体価は、検出限界をわずかに上回っていて、そして二個の血清だけが明確な、しかし弱い陽性の抗体価を示した。これらの抗体価の弱さについては後述する。

これらの研究結果や類似する他の研究結果には問題がある。一九五九年にキンシャサに九〇・五％のＨＩＶ抗体陽性者がいたとすれば、六一年には数千人のエイズ患者がいて、六三年には数千人の死亡者がいただろう。しかし、そのようなエイズ患者は、どこにもまったく報告されていない。同じことは、サクシンガーの七五人の子どもたちと、他の多くの研究結果にも当てはまる。このために、これらの信じられない研究結果は、用いた免疫学的手法の欠陥のせいであると、ブラン－ベジネットらは最初から疑った。このＥＬＩＳＡ法[注8]（酵素抗体法）による検査は、いくつかの条件のもとで〝疑陽性〟（誤った陽性）の検査結果を生み出すことが知られている。

この混乱した事態の分析を始める前に、また別の奇妙な事実を指摘しておこう。血清が古くなるほど、ＨＩＶ抗体陽性率が高くなるように見えることである。ナーミアスらは二五年前の血清を検査して、九〇・五％のＨＩＶ抗体陽性率を得た。サクシンガーらは一二年前の血清を検査して、六六％のＨＩＶ抗体陽性率を得た。ブラン－ベジネットらは一九八〇年の血清を検査して〝一％以下〟のＨＩＶ抗体陽性率を得た。得られる検査結果の不

注８――ELISA法　酵素を結合させた抗体を用いて、血中にHIVに対する抗体の有無を調べる方法。詳細は183頁の図19参照。

正確さには、実は検出限界が関係している。もちろん、エイズの真の出現に続いて、HIV抗体陽性率は上昇している。一九八五年に、ザグリーらは、キンシャサで六・六%、ブランーベジネットらは、五%のHIV抗体陽性率を得たが、これらの血清検査では、正確な高い抗体価の反応が見いだされている。

　長期間の保存や不適切な仕方での保存によって、血清抗体が特異性を失ってしまう問題は、免疫反応のメカニズムについてのわれわれ二人の研究によってよく知られている（L・ゼーガル、J・ゼーガル、一九七四）。タンパク質のエピトープ（特異的な抗原抗体反応を生じさせる、ある一定の立体構造の結合部位）のほとんどは、結合エネルギーが小さい、二個の親水性のアミノ酸側鎖[注9]同士の結合によって生み出されている。加熱、アルカリ性の環境、水和水[注10]の減少などによって、あるいは単に長期間の保存によって、この側鎖同士の結合が形成されなくなると、さまざまな新たなエピトープが現れる。しかし、抗体が結合できるエピトープの個数は少なくなるので、抗原抗体反応の特異性が低下するだけでなく、反応の程度も非常に弱くなる。

　図13は、アフリカの古い血清を検査するときに考慮しなければならない条件を示している。アフリカミドリザルのものと恐らく同一の非病原性ウイルスが、欧米人の約半分とアフリカ人の九〇%に感染しているという、エセックスの見解を、ここでは受け入れてみよう。図13Aは、エイズ患者の血清で、HIVへの抗体と、STLV－Ⅲ$_{AGM}$への抗体の

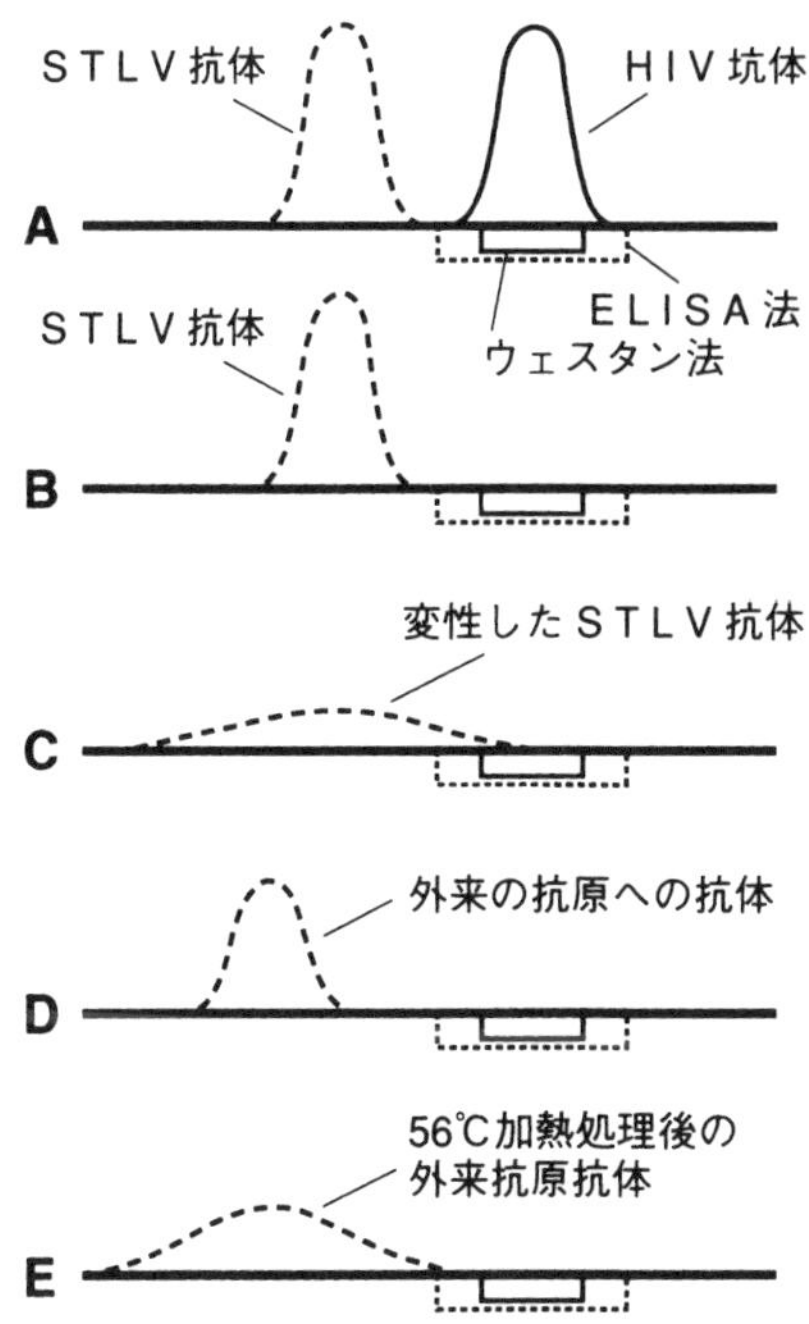

図13：新鮮な血清と部分的に変性した血清での免疫反応の状態。曲線は、抗体の抗原抗体反応の強さの分布を示す。長方形の囲みは、ELISA法とウェスタン法による抗体の検出可能域を示す。

A：HIVへの抗体と、STLVへの抗体を含む新鮮な血清。HIV抗体は、ELISA法とウェスタン法でも明確に検出できる。

B：HIV抗体を含まないが、STLV抗体を含む新鮮な血清。ELISA法とウェスタン法によってHIV抗体はまったく検出されない。

C：長期間の保存によって一部変性したSTLV抗体を含む血清。ELISA法によって、そして恐らくウェスタン法によってもHIV抗体の弱い検出反応が生じる。

D：外来の抗原に対する抗体を含むが、HIV抗体を含まない、加熱処理をされてない血清。ELISA法とウェスタン法によってHIV抗体はまったく検出されない。

E：56℃で30分間加熱した、Dと同一の血清。ELISA法ではHIV抗体の弱い検出反応が生じるが、ウェスタン法ではまったく検出されない。

注9——アミノ酸側鎖　タンパク質を構成する20種類のアミノ酸は、共通した構造部分とともに、各アミノ酸によって異なる構造部分があり、これが側鎖と呼ばれる。タンパク質の表面にあるのは通常はアミノ酸側鎖である。

注10——水和水　タンパク質などの分子の周りに付着している水分子をいう。

両者が存在する状態を示している。基線の下の二つの長方形は、特異性の高いウェスタン法[注11]と、特異性の少ないＥＬＩＳＡ法によるＨＩＶ抗体の検出可能域を示している。曲線は、二種類の抗体の抗原抗体反応の強さの分布を示している。

ＳＴＬＶ－Ⅲ AGM とＨＩＶが感染している人間の血清では（図13Ａ）、ウェスタン法とＥＬＩＳＡ法の両者でＨＩＶ抗体を明確に検出できる。アフリカミドリザルのウイルスへの抗体は、ウェスタン法でもＥＬＩＳＡ法でも、ＨＩＶ抗体の検出可能域の十分に外側にあるので、ＨＩＶ抗体の検出反応に関わることはない。健康な人間の新鮮な血清では、ＨＩＶ抗体はまったくないが、ＳＴＬＶ－Ⅲ AGM への抗体は存在しているだろう（図13Ｂ）。しかし、これらの抗体は、ウェスタン法とＥＬＩＳＡ法によるＨＩＶ抗体の検出可能域の外側にあるので、ＨＩＶ抗体陰性の検査結果が得られる。

この血清を長期間にわたって保存すると、アフリカミドリザルのウイルスへの抗体は、その抗原抗体反応の特異性を失ってくる。このため、抗原抗体反応の強さの曲線は、平らになり、広がってくる。その曲線は、ＥＬＩＳＡ法による、そしてまた恐らくはウェスタン法によるＨＩＶ抗体の検出可能域の内側に入り込む。検出反応の結果はすべて非常に弱く、これが弱い抗体価のＨＩＶ抗体の反応であると見間違われてしまう（図13Ｃ）。

この見方と一致して、古い血清でＨＩＶ抗体陽性とされた血清すべてが、正常な検出反応での抗体価の一〇分の一以下の非常に低い抗体価を示し、ほとんどの場合に、本当にＨ

ＩＶ抗体が検出されているのかどうかは曖昧であった。有名なサクシンガーの血清は、検出限界ぎりぎりの六〇一の平均抗体価を示した。ロドリガスらは、古い血清で一二〇の平均抗体価を見いだしていて、これは、真のＨＩＶ抗体の平均抗体価である二五六〇のはるか下である。ナーミアスらは、六七二個の血清試料のうちの五九一個をＨＩＶ抗体陽性と判定したが、ＥＬＩＳＡ法は七のカットオフで検出反応があると見なされるのであるが、これを一から三の間のカットオフで行っていた。ビガーらも、このカットオフを七よりも下で行っていて、これは通常は検出限界以下の値である。

これに関連して、エセックスの指導下にある研究チームによる奇妙な論文（キッチンら、一九八四）について述べなければならない。アフリカミドリザルの伝説が唱えられる前の一九八四年に、彼らは、それ以降、決して言及することがなかった、ある論文を発表した。この論文では、米国の血友病患者から採取された二群の血清が検査されていた。一群の血清は一九五四年の日付で、もう一群はさらに古かった（日付は論文に記載されていない）。一九五四年の血清の九四％がＨＩＶ抗体陽性で、さらに古い血清は五三％がＨＩＶ抗体陽性であった。

米国のほとんど全住民が三〇年前にエイズに感染していたこと、そして九四％のＨＩＶ抗体陽性率が、一九八五年に報告された〇・二五％まで低下したことなど想像不可能である。この論文も長期間の保存によって生じた〝疑陽性〟の反応を見ていると結論されなけ

注11——ウェスタン法　HIVのタンパク質を電気泳動で分けて、これを濾紙に移し取り、濾紙上でHIV抗体と反応させ、さらにこれを酵素抗体法（酵素を結合させた抗体を、HIV抗体に結合させ、酵素反応を生じさせ発色させる）で検出する方法。

ればならない。保存期間が長くなるほど、見かけ上のＨＩＶ抗体陽性率が増加し、また、これらの抗体価は低下する。最も古い試料では、抗体価が、ほとんどの場合に検出限界以下に落ちてしまい、この結果、根拠のないＨＩＶ抗体陽性率が九四％から五三％まで落ちたのであろう。

米国の血清検査で起こったことが、アフリカの血清検査でも同じように起こったに違いない。エセックスらの検査結果は、広く読まれている専門雑誌である『ネイチャー』誌に発表された。エセックスと彼の友人たちが、後の議論においてこれらの事実を隠したとするならば、それは、エイズのアフリカ起源説によって、われわれを迷わせるためであっただろう。

検査法に対するわれわれの見解は、バン＝デン＝アキアら（一九八五）によって実験的に確認された。彼らは、米国食品医薬品局（ＦＤＡ）が認可しているＥＬＩＳＡ法であるアボット社製ＨＴＬＶ－Ⅲ酵素免疫測定法によって、自分たちの研究室の一五人の健康な構成員の血清を調べた。一五人すべてでＨＩＶ抗体陰性となった。この後で、血清を五六℃まで加熱し、その温度で三〇分間保った。これは、ＷＨＯが勧告している、ＨＩＶ不活性化操作である。そして、再び検査を行った。今度は、一五人すべてがＨＩＶ抗体陽性となった。図13Ｄは、新鮮な血清での状態を示している。アボット社の検査キットによってＨＩＶ抗体は感度よく検出されるが、非病原性ウイルスや他の外来の抗原への抗体は、アボット社のＥＬＩＳＡ法やウェスタン法によるＨＩＶ抗体の検出可能域に入り込まず、この結果、ＨＩＶ抗体陰性となる。しかし、長期間の保存と同等な作用を及ぼす加熱処理の後には、外来の抗原への抗体の反応特異性の曲線は広がり、ウェスタン法のＨＩＶ抗体の検出可能域には入らなくても、ＥＬＩＳＡ法のＨＩＶ抗体の検出可能域には十分に入り込んでくる（図13Ｅ）。

バン＝デン＝アキアの実験には、適切な評価が与えられた。試料の加熱処理は、公的な血清検査で対照試験として行われるようになった。市販されている多数の検査キットの性能についての大規模な調査の実施案が、英国保健社会保障省によって一九八六年三月に作られた。この調査にも、加熱処理による不活性化操作が含まれていた。しかし、ベーリング社、トラベノール社、デュポン社の代表者たちは、この調査のために自社のキットを提出することを拒否した。公文書によれば、アボット社とラブシステムス社の検査キットを用いた加熱試験の検査結果は、それらが〝正常でない〟ために、廃棄しなければならなかった。つまり、両社の検査キットでは、血清を加熱したり長期間保存したりすると疑陽性の検査結果が得られるということである。

アフリカの古い血清の初期の頃の検査は、アボット社の検査キットのタイプのものを用いて行われた。したがって、何十年も前から熱帯アフリカにＨＩＶが存在していたという主張は誤りである。このことは、有能な研究者たちすべてが認めている。しかし、この事実を覆い隠すための試みはまだ続いている。次が、その一例である。

ナーミアスら（一九八六）は、最新の検査手法を用いて、彼らが高いＨＩＶ抗体陽性率を見いだしたとした古い血清の再検査を行った。彼らは、一九五九年の一群の血清に一九六七年と八〇年の血清も加えて総数一二一三個の血清試料とし、これらのうちからＨＩＶ抗体陽性の血清を、一個だけ見いだした。そして彼らは、このＨＩＶ抗体陽性血清の由来を突き止められなかった。

検査結果は正確に公表されたが、この論文の表題は大文字で次のように書いてあった。

「アフリカ、一九五九年からのＨＴＬＶ－Ⅲ抗体」

由来の分らない一個の血清の、このような恥ずべき提示の仕方は、読者に誤った情報を与えようとする意図的な企みであった。この論文の著者のなかにロバート・ギャロの名前を見いだすのは、まったく驚くべきことではない。

雑誌の論文を最初から終わりまで全部読む読者は少なく、見出しに含まれる誤った情報が読者すべてに印象づけられる。この後、アフリカのエイズについての議論では、そして、この分野の専門家との議論においてさえ、由来不明のこのただ一個の血清が一九五九年にアフリカにエイズが存在した証拠として言い立てられる事態に、われわれ二人は直面させられた。

そうこうしている間に、信頼できる研究結果が、いくつかの有能な研究チームによって発表された。つい最近では、ＨＩＶの第三番目の発見者であるジェイ・Ａ・レビの研究チームが論文を発表している（レビら、一九八六）。この研究チームは、一九六四年から七五年にかけて採取された六七七個の血清を検査した。これらの血清は、アフリカのさまざまな地域から採取されているが、しかし大部分は、エイズの起源地と証拠もなく言い立てられているウガンダとザイールで採取されたものである。これらの血清すべてがＨＩＶ抗体陰性であった。そして、これらの研究者たちは、少なくとも一九七五年まではアフリカにはＨＩＶはまったく存在しなかったと、まっとうな結論を下している。またハンスマンは、七〇〇〇個以上の血清について行った検査で、一九八二年以前に採取された試料にはＨＩＶ抗体陽性のものは見いだせなかった。これらの論文や、類似する結論を下している他の論文が、アフリカのエイズの議論のなかで引用されるのを、われわれ二人は耳にしたことがない。どのような議論の場でも、明らかに不適切な手法を用いて行われた古い検査の結果が絶対の真実のように提示され、最近の研究結果は隠される。一般の人々は、エイズはアフリカで起源したのであり、米国でではないと、信じ込んでしまうに違いない。

４　赤道アフリカの特殊な気候条件

したがって、中央アフリカでエイズが出現した時期、エイズの罹患率、ＨＩＶ感染の広がりは、西欧の国々と同程度である。表1（二八頁）は、一〇〇人以上のエイズ患者が報告されているアフリカと欧州の国々を比較したものである。アフリカでのエイズ患者数は、西欧での患者数の約半分である。実際、エイズは西欧に出現した約一年後にアフリカに出現し、そして両地域で患者数は年ごとにおおよそ倍増した。このことは、中央アフリカ以外の地域ではエイズの拡大の主な原因となっているハイリスクグループ[注12]は中央アフリカには存在しないので、驚くべきことのように思える。乱交と――しばしば一晩に数人のパートナーを持つ――、肛門性交時の感染の大きな危険性とによって、エイズの拡大の大きな要因となっている男性同性愛者は中央アフリカでは非常に少ない。殺菌されていない注射器の使用によってエイズを拡大する薬物常用者たちは、ヘロインが高価すぎて住民の大多数の手には入らず、中央アフリカでは無視し得る拡大要因である。ＨＩＶの主な侵入経路は、恐らく、米国からやってきた保存血液であったであろう。保存血液の輸血は、主に鎌状赤血球貧血[注13]の患者に行われ、血友病患者には行われなかった。このために、中央アフリカではエイズが男性と女性の間に等しく広がった。男性、女性ともに最初から同じ程度にＨＩＶが感染した。ところが、西欧では、男女の等しい感染率にちょうど近づき始めたところである。しかし、このことは、アフリカと西欧とでＨＩＶの特徴が異なっていることを意味しない。

アフリカのエイズと米国のエイズとは何かしら質的に異なっているという主張が、再三再四、繰り返される。両性の間でのエイズの広がりの違いに加えて、アフリカのエイズは通常は進行が速い。日和見感染の初めての出現後、アフリカのエイズ患者は平均して一年以内に死亡するが、米国のエイズ患者が死亡するには平均して二年かかる。そしてアフリカでは日和見感染の出現前にさえ、エイズ患者の一部が〝るい痩病〟で死亡することが、とくに強調される。体重減少は、臨床的エイズとなる前でも、エイズ関連症候群の身体的な症候の極めて典型的なものであり、完全な栄養不良状態のエイズ患者が、体重を大きく減少させるであろうことは容易に理解できる。しかし、ウガンダの〝るい痩病〟をエイズとは無関係の特殊な病気と見なそうとする試みさえあった。ウガンダでは、臨床的エイズの症候なしの〝るい痩病〟の罹患率が、他の地域よりも高いことは事実である。しかし、ウガンダでは栄養状態が常に非常に劣悪であること、そして、最近の政治的な出来事と引き続く戦争によって栄養状態が危険なほどに悪化したことを考慮する必要がある。

アフリカには、あるいはウガンダにさえ、エイズ類似の症候をもたらす特殊なウイルスが存在しているという主張がなぜなされるのかは理解が容易である。もしそうならば、このウイルスは、米国からの血液や旅行者などによってアフリカに運ばれたのではなく、アフリカのエイズに関しては、米国は無関係ということになり、アフリカのエイズは、アフリカで起源したことになる。

しかし、このようなエイズに関するアフリカ攻撃宣伝に見られる論理性の欠落は、感心

注12——ハイリスクグループ　男性同性愛者、薬物常用者など、社会の中でHIV感染率の高い集団をいう。

注13——鎌状赤血球貧血　ヘモグロビン（赤血球中にあって酸素を運搬するタンパク質）の異常によって引き起こされる遺伝性疾患で、鎌状の赤血球が形成され、血流障害や貧血などが生じる。アフリカの熱帯地方に多く見られる。

できない。二種類の異なるエイズウイルスが存在して、一つはアフリカ向け、もう一つが米国向けのエイズウイルスのＨＩＶであるとするのならば、米国と欧州のこのＨＩＶはどこからやってきたのだろうか？　米国向けのエイズウイルスは米国製でなければならなくなり、米国と欧州でのエイズの拡大についてのペンタゴンの責任を意味する。

アフリカのエイズは特殊なものなのではないかという議論は学問的には解決済みであるのに、いまだに耳にすることがある。アフリカ、米国、そして欧州から分離されたＨＩＶのゲノムのヌクレオチド配列の比較によって、これらは同一のＨＩＶであること、そして、これらの三大陸の間で見られるＨＩＶの違いは、米国の西海岸と東海岸のＨＩＶの間で見られる違いと同程度であることが、はっきりと確認されている。

中央アフリカでのエイズの拡大が欧州でと同程度で、ハイリスクグループの大きな拡大要因がないにも関わらず同じような速度で拡大しているとすれば、中央アフリカには、エイズの拡大を促進している他の要因があるはずである。これらの要因は、中央アフリカの気候条件を検討することによって明らかになる。

この要因は、エイズのアフリカ起源の議論で重要な役割を演じるので、詳細に検討してみよう。

アフリカでエイズと関連して言及されるほとんどの国々――ザイール、ガボン、ガーナなど――は、アフリカ大陸を横切って広がる熱帯雨林地帯に、完全に、あるいは一部、位置している。熱帯雨林地帯の北部はサヘル地域と接していて、サヘル地域は半乾燥地帯であり、これまでのところ、エイズ患者はまったく報告されていず、また非常にわずかな人数のHIV抗体陽性者しか報告されていない。熱帯雨林地帯の南部は広大なサバンナ地帯と接していて、同じようにこのサバンナ地帯には、米国で親密な接触を持った白人の男性同性愛者を除いて、エイズ患者はほとんどいない。南アフリカ共和国では、厳格な人種差別によって黒人住民へのエイズの伝播が防がれている。このこともまた、エイズがアフリカ起源でないことを示している。

この関連で表3は興味深い。HIV抗体陽性率はアフリカ南部のほとんどの国で低いが、マラウィとザンビアでは非常に高い。これらの二国は、他の国が位置しているサバンナ地域の北側に位置している。これらの二国には、熱帯雨林地帯はないが、ザンベジ川、カフエ川、ルアングア川の流域と、マラウィ湖の西側湖岸の広大な湿地帯がある。

ホウィットルらの研究で明らかになったように、免疫抑制と熱帯の湿地帯との間には関係がある。これらの研究者たちは、熱帯熱マラリア原虫によって引き起こされる熱帯熱マラリアによって、B細胞[注14]へのT4細胞の影響力が低下することを初めて指摘した。同時に、T4細胞の個数も減少し、これによって免疫活性の低下が生じる。これらの研究結果は、他の何人かの研究者たちによって確認され、補強された。

マラリアはハマダラカに媒介されるが、ハマダラカの幼虫は淀んだ水の中でもっぱら生

注14——B細胞　免疫を担うリンパ球には、T細胞とB細胞があり、骨髄中の細胞に由来し、抗体産生細胞になるものをB細胞あるいはBリンパ球と呼ぶ。

きていて、つまり低湿地や沼沢地に頼っている。したがって、免疫抑制と熱帯の低湿地帯の間には明らかな関係ができてくる。風土病的なカポジ肉腫と南欧の低湿地帯とにも類似する関係がある。

マラリアだけが熱帯のアフリカで免疫抑制作用を示すわけではない。マクファーレンは、マラリアの他に、リューシュマニア症、フィラリア症、住血吸虫症、そしてこれらの他にも寄生虫やアメーバによって引き起こされる多数の病気をあげている。結核のようないくつかの細菌性疾患もしばしばエイズに付随する。ハンセン病もまた免疫抑制作用を示す。肝炎B型ウイルス、エプスタインーバールウイルス（バーキットリンパ腫の病原ウイルス）、サイトメガロウイルスなどのいくつかのウイルスも、同じような作用を示す。

劣悪な生活条件によっても、免疫防御力は弱まる。アフリカでは、タンパク質含量の低い食事内容がとくに問題であろう。マクファーレンは、栄養不良で最初に損傷を受ける器官は胸腺であることを強調している。胸腺は、体内のT細胞の供給源である。

免疫防御力を弱めるあらゆるものによって、致死的な臨床的エイズの始まりが促進される。無症候のＨＩＶ抗体陽性の段階と、これに続く段階、すなわち持続的なリンパ節腫脹の段階は、ＨＩＶの増殖と抗体の抑制作用とが均衡している安定的な二段階であることを、心にとどめておかなければならない（第七章参照）。マラリアや住血吸虫症や他の病気によって免疫抑制が付け加わると、ＨＩＶの増殖とＴ４細胞の破壊や無力化が促進され、カポ

表3：アフリカ南部のいくつかの地域でのHIV抗体陽性率

血清試料の採取地域	試料数	陽性数	陽性率(%)
南アフリカ共和国			
白人の看護職員	150	0	
黒人の血液提供者	1740	5	0.3
ボツワナ	35	1	3.0
スワジランド	22	0	−
レソト	164	0	−
トランスケイ	240	4	1.6
ジンバブエ	500	4	0.8
マラウィ	87	21	24.0
ザンビア	661	119	18.0

ジ肉腫と日和見感染に青信号が点灯することになるだろう。

しかし、エイズの急性感染症状さえ、他の病気の発症に依存する可能性がある。通常、ウイルスは休止状態の細胞を攻撃しない。われわれは、流行性感冒が流行していて、常時、インフルエンザウイルスに取り囲まれていても、発症することなく切り抜けることもできる。しかし、軽い風邪を引いて気管の粘膜細胞が活性化されるとただちに、インフルエンザウイルスはこれらの粘膜細胞に結合して、流行性感冒の症状が現れる。T4細胞を用いたHIVの培養の研究によって、T4細胞が休止状態にある限り、HIVはT4細胞を攻撃できないことが示されている。HIVがT4細胞に侵入して増殖するためには、T4細胞がインターロイキン[注15]によって活性化されていなければならない。また、T4細胞の持続的な活性化状態は、さ

注15――インターロイキン　リンパ球やマクロファージが産生放出するタンパク質。インターロイキン1はマクロファージから、インターロイキン2はT細胞から分泌され、他の細胞への信号物質となる。

まざまな物理的作用あるいは化学的作用によっても生み出される。

生理的な条件下でＴ４細胞が活性化されるのは、体内に有害な微生物が侵入して、マクロファージが、それらの微生物を自らの細胞内に取り込み、Ｔ４細胞に化学的な信号を送るときである。Ｔ４細胞は活性化され、Ｂ細胞の増殖を誘発して、それらの微生物に対する抗体が産生される。

したがって、完全な健康状態にある人間には、ＨＩＶは簡単には感染しない。しかし、Ｔ４細胞が何らかの病原体と戦うために動員され、活性化されるときに、結果として、ＨＩＶがＴ４細胞に極めて感染しやすくなる。体内で抗体が産生されるあらゆる病原体が、エイズへの扉を開けている可能性は極めて大きい。赤道アフリカの人々の血清のγグロブリン含量は[注16]、欧州の人々のものよりも一般に多い。このことは、アフリカの住民はさまざまな感染症により高い頻度でかかっていること、そして、彼らのＴ４細胞は、穏やかな気候下の人々のＴ４細胞よりも、より高い頻度で活性化された状態にあることを示している。

アフリカではハイリスクグループが存在しないにも関わらず、エイズの拡大は欧州でとほぼ同じような速度で進行している。このことは、アフリカのエイズがＨＩＶとは別の種類の類似ウイルスに起因していることを意味しない。また、しばしば主張されるような、中央アフリカの住民は何世紀にもわたるＨＩＶとの持続的な接触を経て、エイズへの特別な感受性を発達させたということもまったく意味しない。欧州とアフリカの気候条件の違いによって、観察される両地域のエイズのすべての違いは十分に説明できる。

5　高級売春婦にエイズが多い理由

エイズは、アフリカの遠く離れた村の風土病であったという仮説は、大都市から遠く離れた地方に、エイズを発症させていないHIV抗体陽性者が大量にいることを仮定している。そのような地方から信頼できるデータを得ることは容易ではない。しかし、これまでの数年間に行われた研究結果の報告では、正反対の結論が得られている。アフリカの遠く離れた隔離された住民の間にはHIV抗体陽性者はまったく見られなかったのである。

ブランー ベジネットらは、ピグミーたちにHIV抗体が存在しているかどうかを調べるために、ザイールのイスリ森林のピグミーたちから採取した三四〇個の血清を検査した。HIV抗体はまったく見いだされなかった。フロメントらは、中央アフリカの異なる三部族から採取した五四〇個の血清を検査したが、HIV抗体はまったく検出できなかった。デラポーテらは、正確な陽性率は報告していないが、ガボンでの〝低いHIV抗体陽性率〟を報告している。わずかな人数のHIV抗体陽性者は、鎌状赤血球貧血での輸血が明らかに原因であった。

ブキャナンらは、ザンビアのルサカ市周辺の健康な住民を調べたが、HIV抗体をまっ

注16——γグロブリン　血清の電気泳動によって得られるタンパク質分画の一つで、この分画には抗体分子が含まれる。

たく検出できなかった。これらの研究者たちは、ZCCM（ザンビア合同銅鉱山社）の労働者住宅群と周辺の村落で一一％から二一％のHIV抗体陽性率を見いだした。さまざまな民族出身の労働者たちが集中しているこのような工業住宅群には女性がいず、周辺の村落の女性との一種の乱交状態がしばしば見られることを指摘しなければならない。これらの研究者たちはまた、危険性の高い接触の機会が完全にない二四人の受刑者の血清を検査した。彼らの間にはHIV抗体陽性者はまったくいなかった。

エイズが地方に風土病としてあり、都市化に伴って都市にやってきたのだとすれば、エイズは裕福な住民たちの住む地域に広がるよりも、スラム街と都市郊外の貧困な住民たちの住む地域に局在していなければならない。裕福な住民たちの住居地域では、その都市に古くからいる都市出身の上流階級が生活していて、整った衛生設備、良好な食物、適切な医療看護などによって、さまざまな感染症の罹患も抑制される。

しかし、真実は正反対である。無関係ないくつかの研究グループによって、エイズの罹患率が最も高いのは、教育レベルが高く、外国人たちと接触する可能性が最も高い、裕福な住民層の間であることが見いだされている。この見解はカランベイとマンによって、またビガー、W・A・ワイス、アン・ベイリなどの著名な流行病学者たちを含む研究グループによって強調されている。

なぜ、これと正反対のことを断言する論文が大きな評価を得るのかは理解が容易である。

たとえば、クリスらによる論文（一九八六）の場合を取りあげよう。この論文は、統計手法を明白に誤用していて、より綿密な検討に値する。

クリスらはナイロビ（ケニア）の売春婦たちの研究を行った。売春婦たちの間には、分離した二つの階級があり、一群の売春婦たちは、平均五〇セントのサービス料を要求する、地域住民の貧困者層を相手にする女性たちであり、もう一群の売春婦たちは、旅行者のホテルのバーにいて、一回の性的接触当たり五ドルから一五ドルを稼ぐ女性たちである。前者の一群の売春婦たちの間では、六四人中の四二人（約六六％）がＨＩＶ抗体陽性であったが、後者の一群の売春婦たちの間では二六人中の八人だけ（約三一％）がＨＩＶ抗体陽性であった。このことに基づいてクリスたちは、ＨＩＶ感染源は住民の貧困者層にあると結論した。

この数値をもう少し詳しく調べると、正反対の結論が得られる。料金の安い売春婦たちは、その当時、平均して五年間、その職業を続けていた。彼女たちは、支払を受ける性交を平均して年間九六五回行っていた。したがって、彼女たちの一人ひとりが、その当時、平均して五年間に四八二五回の性交を行った。一方、料金の高い売春婦たちは、その職業を三年間続け、平均して年間一二四回の性交を行い、したがって総計三七二回の性交を行っていた。この総回数は、料金の安い売春婦たちと比べると一三分の一である。料金の安い売春婦たちが、料金の高い売春婦たちよりも二倍程度の頻度でしか感染していないことは、一回の性交当たりの危険性は、料金の高い売春婦の方が六倍以上も高いことを示している。

料金の安い売春婦たちは、さまざまな病気にしばしばかかっていて、最も罹患率の高いのは膣潰瘍で四二％の頻度で見られることも言い足されなければならない。明らかに、これによってＨＩＶ感染の可能性は増大する。この種の潰瘍は、料金の高い売春婦たちの間には見られない。同一の条件にすれば、料金の高い売春婦たちの間でのＨＩＶ感染の危険性がもっと高くなることは明白である。

当然、このようなハイクラスの売春婦たちは、通常の営業時間外に、顧客を地域住民の貧困者層に変えて、外国の顧客から得たＨＩＶを地域住民に伝播するだろう。これは、ＨＩＶ感染が外国人からアフリカ人に伝播される仕方をはっきりと示している。

結論として言えば、エイズはアフリカに起源し、そこから世界中に拡大したとする推測には何の根拠もない。この見解は、ジョナサン・Ｍ・マンの新聞での最近の発言（『フランクフルト・ルンドシャウ』紙、一九八七年三月一三日付）でも支持されている。マンは傑出した流行病学者で、米国防疫センター（ＣＤＣ）の責任者であり、この当時、ＷＨＯのエイズ担当部署の責任者でもあった。この記事は次のようになっている。

「マン氏は次のように強調した。エイズは世界的に問題となっているが、この病気の起源がアフリカにあるとすることには、基盤となる明確な科学的証拠はまったくない」

第５章　エイズウイルス生物兵器説への反論

１　生物学的疑問への回答

ＨＩＶは、米国陸軍の実験室で遺伝子操作によって製造されたというわれわれの仮説は、多数の反対意見に直面した。それらの反対意見のほとんどは、専門家でない一般の人々に向けられたものであって、容易に論破できるが、これらはマスメディアで広く宣伝された。したがって、やむをえず、これらの反対意見を検討したい。

次のような反対意見をしばしば耳にする。エイズはゆっくりと進行する病気であるので、ＨＩＶは攻撃用兵器として役立てるつもりで製造されることはなかったのではないかと。この問題は第三章四節ですでに取り扱ったが、ここで手短に繰り返そう。抗体の作用を逃れる新しいウイルスを手に入れたいと望んだならば、レトロウイルスを用いなければならない。このウイルスのゲノムは一本鎖のＲＮＡから二本鎖のＤＮＡに転写され、これによって抗体はウイルスを識別できなくなる。一九七七年には、細胞を死滅させないがヒトT4細胞に侵入できるレトロウイルスであるHTLV－Iと、細胞を死滅させるレトロウイルスであるビスナウイルスだけが知られていた。これらのレトロウイルスの組み合わせの結果が、致命的な病原体の、しかし生物兵器としては失敗作のHIVであった。

今日では、ビスナウイルスはスローウイルス（遅発性ウイルス）であること、そしてビスナウイルスを用いても、効率的にすばやく殺傷できる生物兵器の製造は難しいことが分っている。しかし一九七七年頃には、そのようなことは誰も知らなかった。ビスナ病はゆっくりと進行するが、それは、アイルランドではヒツジが野外の良好な環境で飼われているからであると考えられていた。確かに、ビスナウイルスの組み替え体であるHIVはやはりスローウイルスのままであるが、誰がこのことを予測できただろうか？

西ベルリンのマックスープランク研究所のカリン・マーリング博士は、一九七七年頃の遺伝学の知識は、一般に、このような遺伝子操作を行えるほど十分には発達していなかったこと、そして、いずれにせよ、このような遺伝子操作には真に天才的な科学者を必要とするだろうと異議を唱えた。彼女は次のように絶叫さえする。「そう、もしも、ペンタゴンにもう一人のギャロがいれば！」。しかし、この定評あるロバート・ギャロは、すぐ近くのメリーランド州ベセスダの米国国立ガン研究所にいて、そして一九七五年以降はメリーランド州フォート・デトリックのペンタゴンのウイルス学部門の責任者であった。そして、一九七五年という早い時期に、ギャロは、彼が後にＨＴＬＶ－Ｉと呼んだレトロウイルスを発見していた。彼はこの事実を今ではもみ消そうと試みているが。

逆転写酵素の発見は一九七〇年に発表されたが、この数年前からボルティモアやテミンは、レトロウイルスに特有の逆転写の現象を研究していた（両者はともに逆転写の研究により一九七五年度のノーベル賞を受賞した）。そして、一九六九年にはペンタゴンは、宿主の免疫系の作用を逃れる新しい病原性ウイルスを製造したいという希望を表明している。当時、十分な遺伝学的知識は蓄積されていた。

西ベルリンのロベルト・コッホ研究所のコッホ教授と、フランクフルトのポールエールリッヒ研究所の副所長であるレーバー博士は、遺伝子操作の手法は一九七七年にはＨＩＶの製造を行えるほど十分には発達していなかったと主張した。この点では彼らは完全に間違っている。第一章五節で、ゴンダらによって用いられた、ヘテロ二重鎖のハイブリッド形成の手法を述べた。この手法に関してゴンダらは一九七一年という早い時期に公表された論文を引用している。このことは、この実際に非常に精妙な手法の操作要素すべてが少なくとも一九七〇年には利用できたことを意味する。一九七〇年以降に、この分野はさらに発展した。一九七八年には八社以上の民間企業が遺伝子操作の実験を開始している。

しかしまったく予期しない反対意見が、ポール・エールリッヒ研究所のクアト教授から、そしてマーリング博士からも出された。これらの両人は、ＨＩＶのゲノムは、他のいかなるレトロウイルスのゲノムよりも複雑であること、そして、知られているレトロウイルスの組み合わせによってはHIVを製造することができないと主張する。さらに、HIVが、HTLV－Iのゲノムの一部をビスナウイルスのゲノムに組み込んだものであることを最初からわれわれ二人は述べているのに、クアトは、これをまるで無視して、われわれに対して、HIVの〝父親と母親〟を明らかにするように要求さえした。マーリング博士はさらに進んで、HIVは*tat*遺伝子[注1]を持つ唯一のレトロウイルスであるので、いかなる種類の遺伝子組み替えによっても製造できないと主張した。

このような形の反対意見も認めることはできない。確かに、*tat*遺伝子と、HIVのゲノムの3'末端の複雑な構造はHIVで初めて認められたが、他のレンチウイルスには、類似するものは何もないという考え方は単なる空想にすぎず、レンチウイルスのゲノムの比較研究が行われて初めて明確になることである。

しかし、クアトらの旗色はもっと悪い。第一章四節で詳しく述べたように、一九八六年六月という早い時期に、ゴンダらがHIVとビスナウイルスのゲノムの比較研究を公表している。彼らの研究結果が示していることは、両方のウイルスのゲノムが極めて類似していること、そして両方のウイルスのゲノムの構造要素のほとんどすべてが共通していることであり、両方のウイルスのゲノムで類似していないのは、大きな遺伝的不安定性を示す三〇〇個のヌクレオチド対の小さな断片だけで、これは、HTLV－Iのゲノムの一部と極めて類似している。このことは、ＨＩＶのゲノムで初めて報告されたｔａｔ遺伝子複合体などの新しいゲノム要素のすべてが、ビスナウイルスのゲノムにも存在していることを示唆する。ギャロの研究室から発表される論文は、エイズの専門家たちの注意を逃れることはほとんどない。クアトらが、このような反対意見を一九八六年一一月になっても発しているのは、故意に誤った情報を伝えようとしているだけのことであろう。

同じような状況は、証拠もなく言い立てられたエイズのアフリカ起源説についてもある。アフリカミドリザル説の支持者は誰も前進できていない。しかし、一九六〇年代と七〇年代にアフリカで採取された血清のＨＩＶ抗体についての多量の分析結果を考慮に入れていないとして、われわれ二人は何度か非難された。不幸なことに、これらの批判者の誰一人として、古い検査結果すべてを無効にしてしまった、最新の手法を用いた最近の研究には言及しなかった。次のものは、西ドイツの『シュテルン』誌（一九八七年、二五一号）に見られた記事の一部であり、いかに呆れるほど低レベルの議論が続いているかを示している。

レポーターのＨ・Ｈ・クラレは、ゼーガル夫妻が、著名な科学者たちの検査結果を技術的な誤りと不適切な古い実験手法を用いた結果であると見なしているので、次のように彼ら夫妻に抗議した。「しかし、これらの検査結果すべてでは、最も信頼でき、最も選択性の高いウェスタン法を繰り返し用いて得られている。ここでは誤りはまったく生じ

注1――*tat* 遺伝子　HIV のタンパク質の発現を促進する遺伝子の一つ。

得ない」。ここで、レポーターは発言するのをやめてしまった。ヤコブ・ゼーガル氏の発言は次のように続くはずである。「……この新しい手法は、古い検査結果すべてを無効にした。そして、一九八二年以前のアフリカにHIV抗体が存在した証拠はまったくないことが明らかになった」。しかし、彼も調子を合わせるように発言するのをやめた。彼が書いたものは、著しく誤ったことを述べたてたもの以外のなにものでもない。

明らかにわれわれ二人は、科学雑誌や一般雑誌にさえ、われわれの仮説を説明することが認められなかった。同じように、われわれの批判者たちも専門雑誌でわれわれの仮説を論じたがらない。非常に稀な場合に、批判者たちがわれわれの仮説を論じたが、批判者たちは注意深くわれわれの名前を記すことを避けている。名前を記してしまうと、われわれに反論する権利を与えてしまうからである。このようなことは、批判者たちはぜひとも避けなければならなかった。

しかし、われわれには、まだクラブや大学で講義する機会がある。最初の三回の公開講演では、専門的な反対意見を述べる聴衆がいたが、彼らの議論は成功していなかった。それ以降、公然とわれわれの仮説に反対意見を述べるエイズ専門家は決して現れなかった。エイズの専門家たちは、われわれの仮説はかなり以前に論破されたと、いかなる根拠も示すことなくインタビューで述べることの方を好んでいる。エイズの専門家たちは、旗色が悪くなればインタビュアーの無能さを非難するだけである。

2　告発を阻止しようとする政治勢力

われわれのHIVの起源の仮説に対する主な反対意見は、米国は生物兵器の開発、製造、貯蔵を禁止する国際条約を一九七五年に批准しているというものである。西ベルリンの『ターゲス・ツァイトゥング』紙に当てた手紙の中で、西ベルリンの米国在外公館長であるJ・C・コーンブラムは、この一九七五年以降、フォート・デトリックでは研究活動をガン研究とワクチン製造に集中させたと明言している。われわれは同じような発言をベルリンのコッホ教授からも、またフランクフルトのレーバー博士からも聴いた。これらの二人ともが、フォート・デトリックを、とくに五五〇番建物を訪れていて、国際条約に違反する研究活動をまったく目撃しなかったことを強調した。コッホ教授は次のようにさえ述べる。五五〇番建物のP4実験室の完成以降、この実験室ではマウスを用いた無害な実験が一回だけ行われ、実験室の維持経費があまりにかかりすぎるために、それ以降はこの実験室は放棄されていると。しかし、どういう訳で、米国に旅行するほとんどすべてのウイルス学者たちが、案内人付きで使用中止の実験室の見学に招かれるのだろうか？　疑わしい研究活動がまったく見られなかったことを、後で証言させるためだろうか？　われわれ二人以外の生物学者たちもまた恐らく、フォート・デトリックの五五〇番建物の中で何が行われたのかについて、何らかの関心を抱いていたはずである。

最近、フォート・デトリックの五五〇番建物の実験室の見学ショーは、誤った情報を与えるための大がかりなショーの一部であることを示す直接的な証拠が現れた。確実に左翼的な新聞ではない『ワシントン・ポスト』紙の、すでに第三章四節でふれたR・ジェフリー＝スミスによる記事（一九八八年九月二〇日付）の中に次のような文章がある。「わずかな数の高度な安全性を持つ政府施設のみが、現在、このような生物兵器の研究を認可されていて、このような施設には、レベル4の生物的安全性を持つとして公式に分類されている、メリーランド州フォート・デトリックの陸軍実験室が含まれる――レベル4は可能な最高の安全性である」（資料4参照）。この記事に述べられている病原体は「遺伝子工学を用いて製造される」病原体である。したがって、人造ウイルスの研究は、フォート・デトリックの五五〇番建物の中か、あるいは新しい実験室で続けられている。

さらに、フォート・デトリックでは医学的な問題だけが研究されているのではないことを示す、また別の証拠もある。環境保護団体の経済動向財団（FET）が米国政府を訴えた裁判が始まることを、報道機関すべてが、たとえば『フランクフルト・ルンドシャウ』紙（一九八六年九月二五日付）などが、最近、報じた。この裁判で、フォート・デトリックの首席生物学者であったネイル・レビトは、一九八一年に、極めて強い毒性を示すチクングニアウイルス[注2]の培養液、数リットルが貯蔵室から紛失したことを供述した。レビトは、この溶液量は、世界中の人間を数回死亡させることが十分にできると述べた。ついでながら、チクングニアウイルスは、生物兵器となる可能性のある微生物について、ペンタゴンが作成したリストのトップグループに入れられたものの一つである。

抗体の研究は、通常は培養液がマイクロリットルのレベルで行われる。明らかに、フォート・デトリックの実験室から盗まれた大量の培養液は、生物兵器として製造され、貯蔵されていたのである。最近、経済動向財団は裁判に勝利し、米国政府は安全性規則の改定が命じられた。したがって、レビトの供述は、裁判所によって信頼に足るものと見なされたに違いない。

新しいＨＩＶは受刑者たちで人体実験されたというわれわれの仮説も厳しい非難にさらされた。第二章二節で受刑者での人体実験が公式に発表されていることを述べたが、批判者たちは、これははるか昔の〝野蛮な〟時代のことであると反論した。しかし、いつ、どこで、この野蛮な時代は終わったのか？

米国議会下院のエネルギー・商業委員会の省エネルギー・電力小委員会に提出された小委員会スタッフレポートの公文書（一九八六年一〇月）には、第二次世界大戦から後のこの三〇年間に、少なくとも六九五人の米国市民に対して、放射性物質が投与されたことが述べられている。「いくつかの場合には、被験者たちは自発的にこの試験に応じた。それ以外の場合には、被験者たちは、いやおうなく試験された住民たちであって、実験実施者

注2――チクングニアウイルス　トガウイルス科のRNAウイルスで、カが媒介し、出血と発熱が生じる。

たちは驚くべきことに彼らを〝消耗品〟と見なしていたようである。これらの住民は高齢者、受刑者、入院患者などである……」

いくつかの例を引用してみよう。「一九六一年から六五年にかけてマサチューセッツ工科大学（ＭＩＴ）では、六三歳から八三歳までの二〇人の被験者たちが、ラジウムあるいはトリウムが注射されるか、食物と一緒に与えられた……これらの被験者の多くは、近くのニューイングランド高齢者センターから運ばれてきた」。さらに「一九六三年から七一年にかけて、オレゴン州刑務所の七六人の受刑者たちと、ワシントン州刑務所の六四人の受刑者たちは、人間の繁殖力と精巣の機能に対する放射線の影響を調べるために、Ｘ線を浴びせられた。これらの人体実験は、パシフィックノースウェスト研究財団とワシントン大学によって行われた」。さらに「一九六〇年代の初期にはオークリッジ原子核研究所で、正常な腸管を持つ五四人の入院患者たちが、ランタン１４０を食物に混ぜて投与された……」

これらの実験のすべては、病院、大学、そしてその他の秘密でない研究機関で行われた。同じような実験が、秘密の軍事研究機関では行われなかったと考える根拠はまったくない。

この野蛮な研究は、一九四五年八月の広島への原爆投下後すぐに開始された。ほとんどの研究は一般病院や大学の研究室で行われたにも関わらず、この恐るべき研究の情報は一九八四年になって初めて漏れ出た。そして、米国議会下院が設置した委員会は、二年間かけて十分な証拠を集め、公式な調査を行った。HIVの製造は最高機密の実験室で、たった一〇年余り前に小規模な科学者チームによって行われたのであろうから、これまでのところ直接的な証言が、なぜまったく現れないかは容易に理解できる。

米国がHIVを製造したというわれわれの告発を論破できないので、有名な科学者たちと報道機関が、生物兵器を製造する目的での遺伝子操作はソ連のいくつかの実験室でも行われているという、対抗する告発を打ち出した。普通は六つか七つの実験室の名前が〝信頼できる消息筋からの情報によって〟あげられる。ここでは、真に信頼できる情報源である、米国の裁判所の審理記録を引用しよう。この裁判は、高度な機密の軍事研究施設であるダグウェイ実験場に、新たな高度安全性の実験室が必要かどうかで争われたものであり、『サイエンス』誌（一九八五年、二二八巻、八二七－八頁）に報じられている。

米国政府の代理人たちは、ソ連が生物兵器を準備している証拠を提示するように求められた。彼らは、この情報すべては機密扱いであり、何も陳述できないとした。これは、申し立てによれば、情報提供者たちを守るためであった。しかし実際のところは、高度に有能な組織と見なされているCIAでさえ、ソ連のそのような研究の証拠を見いだせなかったのである。

ロシアの町のスペルドロフスクの近郊で起こった炭疽[注3]の局所的な流行について大騒ぎがあった。これはすぐさま、生物兵器の実験室での事故であるということにされた。これは、

注3――炭疽　脾脱疽とも言い、炭疽菌（バチルス・アンスラシス）による感染症で、本来は草食性飼育動物に見られるが、人間にも感染する。

ばかげた議論であり、微生物学の知識のない人間だけが信じることであった。炭疽はヒツジの病気であり、ヒツジを飼育している国々では、炭疽を防ぐために何トンものワクチンが使用されている。ロシアの事故は、ワクチン製造工場での事故であり、それ以外の何ものでもない。そして、ソ連が炭疽菌を生物兵器として使用するつもりなら、これは非常に時代遅れのものにしかならない。日本は、中国で炭疽菌の使用をすでに試みているが、何の成果も得られなかった。もしもソ連が、炭疽菌よりも優れた生物兵器を何も持っていないのであれば、このことは、ソ連が生物兵器を製造する努力をまったく行っていないことを意味する。そして、いずれにせよ炭疽菌は人工培地で簡単に培養でき、精巧な手法、少なくとも遺伝子操作などの手法はまったく必要ない。

コーンブラムは、われわれの仮説に対するまた別の反対意見を述べている。彼は、誰もがエイズの治療法を探すのに必死に苦闘しているときに、われわれの告発は、このような努力を大きく遅らせるだけだと述べる。この意見は認められない。ＨＩＶに打ち勝つためには、その本性についての完全な知識を得なければならない。科学者たちが、ＨＩＶのビスナウイルスとしての本性の部分を見ようとしない限りは、ＨＩＶのＴリンパ球指向性に関心が集中するだろう。科学者たちは、なぜＨＩＶの、ビスナウイルスの部分に打撃を与えて、ＨＩＶを殺そうとはしないのか？　ＨＩＶの人為的な製造の実験的な証拠を否定するよりも、われわれの仮説を認めることによって、エイズに対する戦いは、より前進できるだろう。

第7章に、エイズの治療法についてのわれわれの研究を詳しくまとめた。われわれが提案する治療法の基盤となっていることは、エイズとヒツジのビスナ病との著しい類似性であり、それはつまり、ＨＩＶとビスナウイルスのゲノムの著しい類似性である。われわれの仮説に同意することは、ＨＩＶがヒツジのビスナウイルスに由来し、何らかのアフリカのサル類のウイルスに由来するのではないことを認めることを意味する。

一般的な医学では、生物兵器を製造する実験室の研究活動によって人類がさらされている危険性を認めず、有望な治療法の検討も行わず、エイズの治療法やさまざまな免疫法を研究するモデル動物としてヒツジを利用することも拒絶している。

今日、エイズの出現から一〇年以上も経って、また多数の人々の手腕と大量の資金が投入されたにも関わらず、依然として何らの有効な治療法やワクチンも見いだせないままであるのは、能力や資金の欠如のためではなく、基本的な政治的理由によるのだ。

最近、コーンブラムや他の多くの者たちが言っていることは、われわれが孤立して、誰もわれわれを信じていないということである。われわれは本当に孤立しているだろうか？われわれは、アフリカミドリザルの伝説が、生物学的にナンセンスであると最初に断言した。現在、このアフリカミドリザル説は死んでしまっている。われわれは、言い立てられたアフリカの古い血清でのＨＩＶ抗体陽性が、実験手法の誤りに起因していることを最初に唱え、また、これらの〝疑陽性〟の検査結果が生じてくるメカニズムを最初に説明した。今日では、一流の免疫学者すべてが、以前の立場を変えて、われわれの意見に同意している。

われわれは、証拠もなく言い立てられたエイズのアフリカ起源説がでっちあげであることを最初に主張した者たちの一人である。そして今日、この考え方はＷＨＯの公式見解となっている。かつては十分ではなかった実験的な証拠から、ＨＩＶがビスナウイルスのゲノムと、ほんのわずかなＨＴＬＶ－Ｉのゲノムとを組み合わせたウイルスであることを、われわれだけが結論づけた。今日、多数の最新の証拠によって、われわれが最初に下した推論が着実に補強されてきている。

だが、ＨＩＶは将来、生物兵器として用いるために実験室で製造されたというわれわれの結論によって、われわれは専門家たちの間で、完全には孤立してはいないものの、ほとんど孤立していることは事実である。しかし、この一定の孤立の理由は、科学の論理の領域の外側に見いだされるべきものである。

3　最終的な結論

一般に広がっている考え方によれば、エイズは中央アフリカに起源したとみなされているが、この考え方は、アフリカのエイズに見られるいくつかの特徴と、エイズの研究の初期の数年間での不適切な検査手法の使用に基づいている。現在、アフリカのエイズの特徴に満足のいく説明を与えることができる。エイズがアフリカで自然な、あるいは不自然な手段によって発達したことを示す証拠はまったくない。一方、米国でエイズが出現してから数年後、そして欧州でよりもいくぶん遅れて、エイズがアフリカに出現したことを示す、議論の余地のない証拠が多数ある。

ＨＩＶと他の多くのレトロウイルスのゲノムは、詳細に解明されている。これらによって、ＨＩＶが、人間からにせよサルからにせよ、ＨＴＬＶ／ＳＩＶグループのウイルスが変化したものであるという可能性は完全に排除できる。同じように、一連の突然変異によってビスナウイルスが自然にＨＩＶに変わることも不可能である。ＨＩＶのゲノムは、ＨＴＬＶ型のウイルスに由来する小さなゲノム領域と、ビスナウイルスに由来する、はるかに大きな別のゲノム領域とからなり、このようなゲノムは、現時点で知られていることからすれば、遺伝子操作の手法によって組み合わせることができるだけである。ＨＩＶの著しい遺伝的不安定性は、遺伝子組み替えによって組み合わされた、二つの酵素系の不適合性によって明らかに生じている。

エイズの最初の出現は、フォート・デトリックでの高度安全性の実験室の稼働と同時に起こった（ＨＩＶの潜伏期間を考慮に入れて）。フォート・デトリックから遠くないニューヨークで、エイズが拡大し始めたという事実によって、このことは補強される。したがって、エイズは確実に生物兵器の準備過程での副産物であり、この考え方には十分な根拠があるといえるのである。

第Ⅲ部　エイズとはどんな病気なのか

第6章 エイズという病気の特徴

1　免疫系を破壊するエイズウイルス

エイズという病名が後天性免疫不全症候群を意味することは誰もが知っていることだろう。しかし、その言葉の正確な意味はどのようなものだろうか？　症候群とは、共通の原因から生じる複数の症状の全体を指す用語である。たとえば、原因が肝臓に炎症を引き起こす肝炎ウイルスの感染であれば、初期の症状としては触診可能な肝臓の腫れ、腹痛、発熱などがある。さらに、肝臓の腫れによって胆管がふさがれ、胆汁は腸に流れ出ることができずに血中に広がり、これによって神経系が傷害され、皮膚が黄色くなる。胆汁がないと腸は食物中の脂肪をうまく消化できず、このために腹痛が生じ、嘔吐する。胆汁色素を含まない糞便は灰色になり、一方、血中の胆汁は尿に最終的に移行し、尿は茶色になる。これらの症状全体が肝炎の症候群となるわけである。

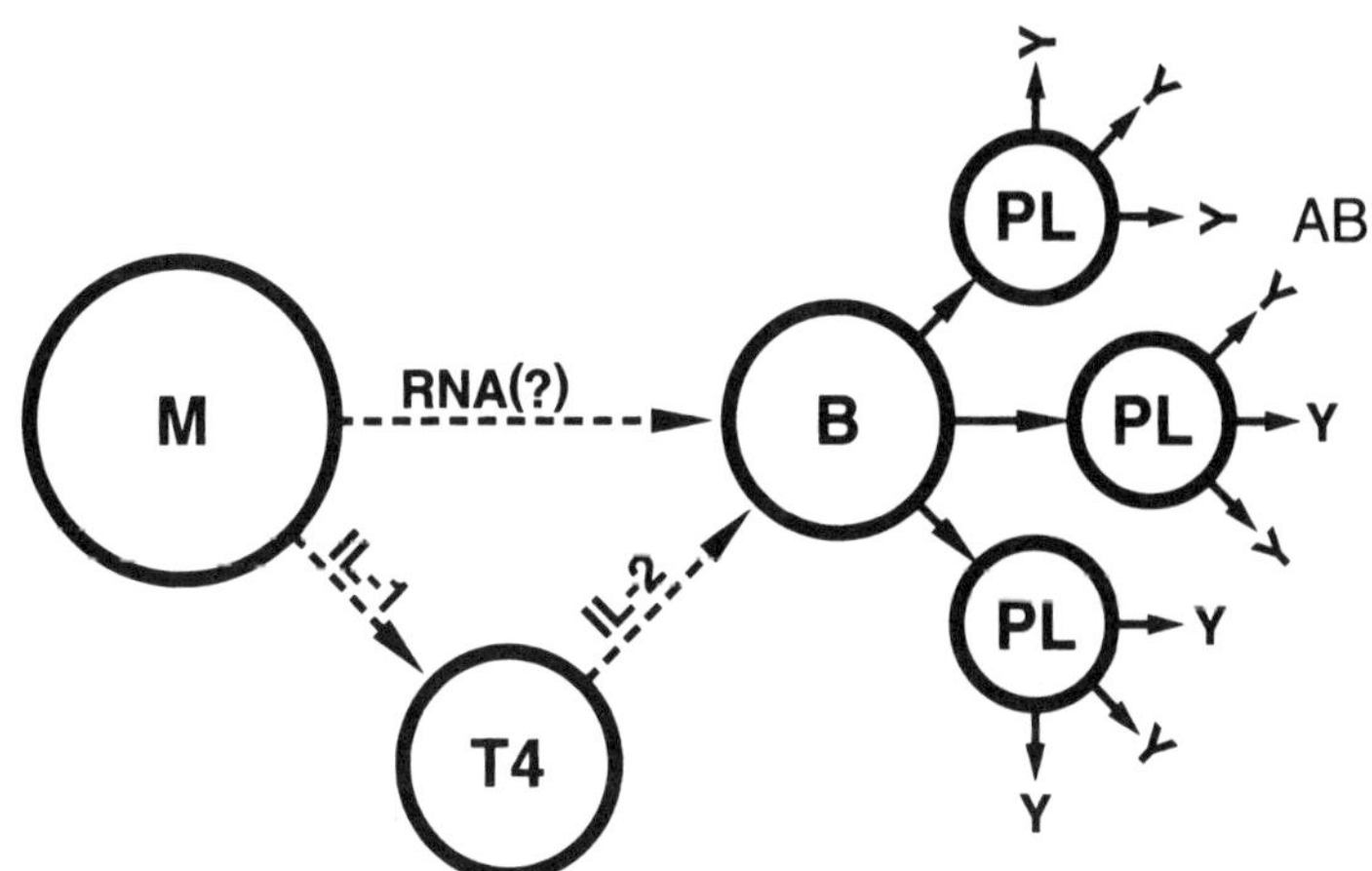

図14：抗体産生をもたらす細胞間相互作用の単純化した図式。M：マクロファージ。T4：ヘルパーT4細胞。B：細胞分裂によって形質細胞（PL）に変わるＢリンパ球。PL：抗体を産生する形質細胞。AB：抗体。

エイズの症候群は免疫不全、すなわち感染性の病原体に対する抗体を患者が産生できなくなることを特徴とする。われわれの周りに普通に存在している感染性病原体のほとんどは、通常は体内で産生される抗体によって効果的に除去されていて何らかの病気を引き起こすことはないが、免疫系が弱っていたり破壊されていたりすれば、これらの病原体は体内で自由に増殖し、最終的には患者が死亡したりする。免疫システムの崩壊につけ込むようにして起こるこのような日和見感染は一〇種類以上が知られている。このような患者の死亡時には極めて多彩な症候が現れることが多く、これらの症候のすべてが免疫不全の症候群に含まれることになる。

遺伝性の免疫不全はエイズが出現するはるか以前から知られていた。この患者は感染症に対する抗体を産生できず、このため生殖年齢に達するはるか以前に何らかの感染症によって死亡してしまう。この先天的な病気は遺伝によっては子孫にほとんど伝えられないので、極めて稀な病気にとどまるものだった。しかし、新しい病気である後天性免疫不全は感染性の病気である。このエイズは特定の遺伝的な素質と関係なく誰にでも感染するので、無限に拡大する可能性があるのだ。

2　免疫はどういう働きをしているのか

エイズの病理を理解するためには免疫系についての多少の知識が必要である。図14に免疫系のさまざまな構成要素を極めて単純化して示した。細菌、ウイルス、あるいは毒物など、われわれの体内への危険な侵入物のほとんどは、血中で警備警官の役割を果たしているマクロファージ（大食細胞）の細胞内に取り込まれる。マクロファージの細胞内で外来の構造物は消化され、外来物質の構造に関する情報を持つ信号物質である抗原にまで分解される。

これらの信号物質は恐らくリボ核酸（ＲＮＡ）の形でマクロファージの細胞外に出て、

別のタイプの白血球であるＢリンパ球に到達する。Ｂリンパ球の名前の由来は、これらの幹細胞（未分化の親細胞）が、血球産生の重要な中枢部である赤色骨髄（Bone Marrow）に見いだされることによる。信号物質の作用によってＢ細胞は一連の変化を遂げる。Ｂ細胞は受け取った情報を自らの細胞核に取り込み、連続したすばやい細胞分裂を行って数個の小型の形質細胞に分化する。そして、これらの形質細胞は抗体分子の発現を開始して、抗体を血中に分泌する。

しかし、この説明ではまだ不完全である。このような形で活性化されるＢ細胞は、パンチされたプログラム・テープを入れる工作機械のようなものである。この機械の始動ボタンを押す誰かがさらに必要であり、この役割を果たすのがＴ４リンパ球である。

このＴの文字は、胸腔内の胸骨の後ろにある胸腺（Thymus）にこれらの細胞が起源することを示している。Ｔリンパ球にはいくつかのタイプがある。Ｔ４細胞は細胞膜にあるＣＤ４タンパク質分子にちなんでこのように呼ばれ、マクロファージが放出する信号物質であるインターロイキン１（ＩＬ－１）によって活性化される。次に、これらのＴ４細胞がまた別の信号物質であるインターロイキン２（ＩＬ－２）を分泌し始める。ＩＬ－２がＢ細胞に到達したときにだけ小型の形質細胞への細胞分裂と抗体の分泌が開始される。このようなことからＴ４リンパ球はしばしばヘルパーＴ細胞、あるいはインデューサーＴ細胞とも呼ばれる。

また別のタイプのTリンパ球はCD8膜タンパク質を持つ。このようなT8細胞の一部のものの機能はT4細胞のヘルパー機能に対抗していて、これらのサプレッサーT8細胞はヘルパーT4細胞とともに抗体の産生量を調節している。キラーT8細胞と呼ばれるまた別のタイプのT8細胞は、生体に侵入してきた外来細胞を直接に攻撃する。しかし、ここではヘルパーT4細胞にとりわけ関心を集中させよう。なぜなら、ヘルパーT4細胞にエイズウイルスが感染するからである。エイズウイルスは、HIV（ヒト免疫不全ウイルス）と呼ばれ、ヘルパーT4細胞に侵入し、それらの細胞内で増殖してIL－2の産生を妨害する。HIVはまたヘルパーT4細胞を通常は死滅させる。そして、B細胞の増殖の引き金となるIL－2が十分にないと新たな抗体はまったく産生されず、患者は防御力のないまま、あらゆる新たな感染に立ち向かわなければならなくなる。その結果は、致命的な日和見感染が現れる臨床的エイズである。

健康な人間の血中では、T4細胞はT8細胞よりも約二倍多い。臨床的にはエイズの進展が見られない間に、T4／T8の細胞個数比は約二から約一まで低下する。エイズの臨床的な症候群は、T4／T8細胞比が〇・五あるいは〇・二五以下になって現れるようになる。T4細胞の減少と免疫不全との関連は明白である。少なくとも、これがエイズの公式的な説明である。しかし、次章に示すように、最近の研究によればエイズの病理の説明はこれでは不十分であり、状況はもう少し複雑である。

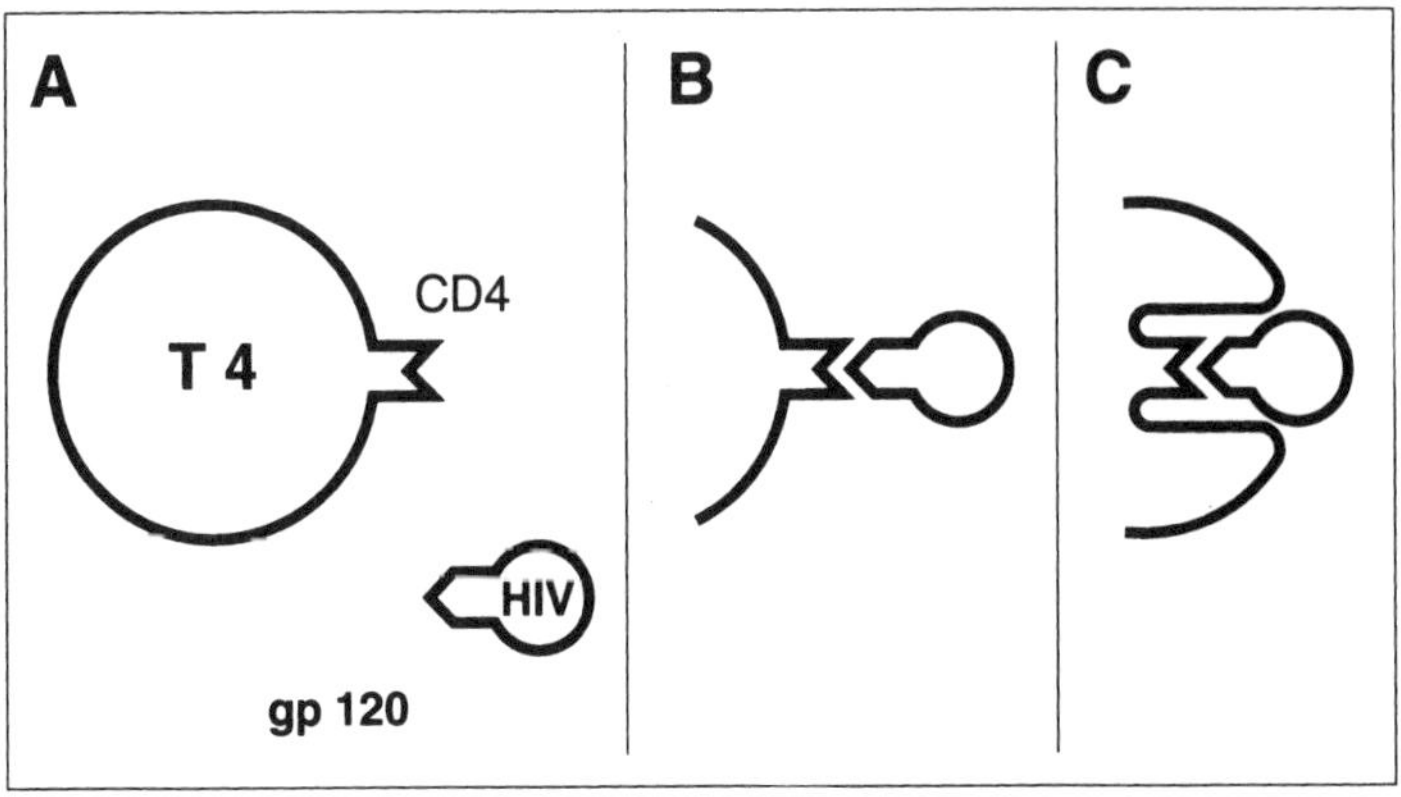

図15：HIV のビリオンの T4細胞によるエンドサイトーシス。A：T4細胞の細胞膜の CD4と HIV の gp120は、相補的なエピトープ（結合部位）を持つ。B：相補的なエピトープはぴったりと適合し、HIV は T4細胞に結合する。C：T4細胞の細胞膜の陥入によって、ビリオンは細胞内部に取り込まれる。

3　エイズが感染するメカニズム

ウイルスは、自分自身の代謝活動がまったくない受動的なシステムであることが知られている。ウイルスが生細胞に侵入すると、ウイルスが持つリボ核酸（RNA）あるいはデオキシリボ核酸（DNA）の遺伝物質によって、宿主細胞はウイルスのタンパク質を合成し、新しいビリオンを組み立てるように誘導される。ビリオンとは一個のウイルス粒子のことである。宿主細胞の外側にとどまっているウイルスは自らを再生産できないので、どのような病気も引き起こすことはない。

同じように、ビリオンは宿主細胞に侵入するメカニズムも自分自身ではまったく持っていない。細胞膜上に結合したビリオンはエンドサイトーシス（食作用）と呼ばれる細胞の活動によって細胞内に取り込まれる。すべての細胞の細胞膜上には極めて特異的な多数のレセプター（受容体）タンパク質分子があり、これらのタンパク質分子によって細胞は血中のホルモンを結合したり、他の細胞と相互作用したりすることが知られている。一方、すべてのビリオンはエンベロープと呼ばれるタンパク質の覆いによってウイルス粒子表面が覆われていて、これらのエンベロープタンパク質が細胞のレセプターにうまく結合できる構造にたまたまなっていると、ビリオンは細胞表面に結合することになる。これがウイルスが大きな特異性を示す理由である。ポリオウイルスは中枢神経系の運動ニューロンだけに、肝炎ウイルスは肝細胞だけに、そしてライノウイルスは鼻腔粘膜の細胞だけに結合する。

不幸なことに、ＨＩＶのエンベロープにはタンパク質、ｇｐ１２０（分子量が一二万ダルトンの糖タンパク質）があり、このｇｐ１２０はＴ４細胞表面のＣＤ４レセプターと偶然にもぴったりと結合する。このために、ＨＩＶは自らをＴ４細胞の表面に固定することができ、エンドサイトーシスによって細胞内に取り込まれて、先に述べたような障害が引き起こされることになる（図15）。

このエンドサイトーシスのメカニズムはいまだに十分には解明されていない。細胞膜に結合したビリオンは局所的な活性化状態を生み出すに違いなく、ビリオンの結合部位の細胞膜は内側へ陥没し、その後で細胞膜は破れて、ビリオンは宿主細胞の細胞質中に放たれる。しかしビリオンが生み出す活性化状態だけでは、このような結果を生み出すのに十分でないことが知られている。培養したＴ４細胞でＨＩＶを増殖させようとした研究者たちは、休止状態のＴ４細胞を用いる限りは成功しなかった。Ｔ４細胞がＩＬ－１や、何らかの化学物質によって活性化された場合にのみ、エンドサイトーシスが起こりＨＩＶの増殖が始まる。

このことはエイズの拡大に重要な関連を持つことになる。完全に健康である限りは、ＨＩＶ保有者との時たまの性的接触によってＨＩＶが感染する可能性は少ない。しかし、別のなんらかの感染と戦っていて、抗体を産生するために体内のＴ４細胞が活性化されている場合には、時たまの性的接触によってＨＩＶが感染する可能性は大きくなるのだ。

ザルツマンらは、最初にパートナーの一方がＨＩＶ保有者であった五七組の異性のカップルで調査を行った。調査期間中、各カップルは平均二六九回の通常の性的接触を持った。最終的に、以前は健康だったパートナーの三七％だけが、血清検査でＨＩＶ抗体陽性となった。これらのすべてのカップルは裕福であり、良好な衛生状態のもとで暮らしていた。

長期間の共同生活の後に、同じような比率の約三分の一の異性パートナーが感染することが、レッドフィールドらによっても報告されている。さらに女性から男性へと、男性から女性への感染がほぼ同じ確率で生じていることも、これらの研究者たちは見いだしている。

これらの比率はあまりに楽観的すぎるかもしれない。最近の研究では、感染から抗体の出現までの時間のズレは予想していたよりもはるかに長いことが示されている。抗体は感染後、数週間、長くても六ヵ月のちには出現するとこれまで考えられていた。これは通常は正しい。しかし、一個の感染細胞の中のHIVを検出できる極めて高感度の手法を用いた最近の研究によれば、抗体が検出されないまま二年間近く、いくつかの血液細胞中にHIVは存在できるようである。したがって、ザルツマンとレッドフィールドらが調べた、外見は健康なパートナーの一部は、抗体を産生することなく、すでにHIVが感染していたかもしれない。彼らのすべてが最初の性的接触の時に感染していたという可能性は排除できず、彼らの三分の一だけが調査期間の終了時にHIV抗体陽性になっていたというだけかもしれない。

この悲しむべき結論は、これまでのところ、わずかな数の実験研究によってしか確認されておらず、さらに詳細な研究が必要である。

エイズでの貧困な生活状態の影響は、住民一〇万人に対して二四八人のエイズ患者という世界最高記録を持つ（一九八六年一月時点）、米国フロリダ州の小さな町、ベル・グレイドで証明された。患者のほとんどは貧しい黒人のサトウキビ労働者で、栄養不良の状態にあり、劣悪な衛生状態のもとで暮らしている。結核やマラリアなどの伝染病が彼らの居住地域に蔓延していて、エイズの高い罹患率はこの地域に限定されている。白人のほとんどは最新式の衛生設備の整った特別な地域で暮らしており、彼らは栄養価の高い食べ物を食べている。この地域の白人の間での感染症の罹患率は米国の他の町のものと同等であり、またエイズの罹患率は通常の範囲内に保たれている（カスロトら）。

世界中で行われた多数の調査によって、この結論は強化されている。エイズの罹患率は、ほとんどすべての伝染病の罹患率と相関する。この共通した関係の原因は、それぞれの伝染病の感染によって生じたＴ４細胞の活性化によって、Ｔ４細胞へのＨＩＶの侵入の機会が増すことであろう。Ｔ４細胞が休止状態にあればＨＩＶの侵入は困難であったであろう。

4　巧妙なエイズウイルスの仕組

ＨＩＶはレトロウイルス科に属していて、このことはＨＩＶがいくつかの極めて望ましくない特徴を持つことを意味する。他の科のウイルスは宿主細胞に侵入して、新しいウイルスを産生させ、最終的には細胞を破裂させて自分たちを体液中に放出させる。体液中でウイルスは、この間に産生された抗体と出合うことになる。遅かれ早かれ、感染した人間の体内からウイルスは完全に駆除され、病気は確実に治癒することになる。

しかし奇妙なことがレトロウイルスの場合には起こる。レトロウイルスのゲノム（遺伝物質の一揃い）は一本鎖のRNAからなり、宿主細胞の細胞質中でビリオンからエンベロープが外れるとただちにDNA鎖の形のゲノムのコピーが作り出され始める。通常ならば転写はDNA鎖からRNA鎖に行われるが、レトロウイルスは、これを逆方向に行う。これは逆転写と呼ばれ、逆転写酵素と呼ばれる特殊な酵素の働きによって進行する。使用準備の整った逆転写酵素が数分子、ビリオン中に存在していて、ビリオンとともに細胞中に運び込まれる。

一本鎖のRNAゲノムの逆転写によって、まず最初に一本鎖のDNAが作り出され、この一本鎖のDNAは通常の仕方で複製されて、宿主細胞の染色体中の遺伝物質と類似する二本鎖のDNAが作り出される。この二本鎖のDNAは、宿主細胞の染色体の一本に容易に組み込まれて、その場所でいわゆるプロウイルスとなる。プロウイルスは、ウイルスの完全な遺伝情報を持つが、通常はウイルスの発現はまったく起こらない。プロウイルスは不活性な休眠状態にあると、ほとんどのウイルス学者は見なしている。いずれにせよ、プロウイルスは極めて遅い速度で増殖する。宿主細胞が細胞分裂を行うと、娘細胞は休眠状態のままの完全なプロウイルスを受け取る。この状態にプロウイルスは数ヵ月あるいは数年間とどまるのである。この状態のプロウイルスには抗体や薬物によって損傷を与えることはできない。化学的にはプロウイルスは細胞のゲノムの残りの部分と同じ二本鎖のDNAであり、プロウイルスに損傷を与えるようなあらゆる作用物は、宿主細胞と体内の他のすべての細胞にも損傷を与え、死滅させるだろう。ひとたびＨＩＶが感染すると、その患者はたとえ数年間感染が顕在化しなかったとしても、一生、感染が続く。

この休眠状態のプロウイルスは、まだ完全には解明されていない条件のもとで目覚める。関係する要因の一つは、恐らくＨＩＶとは無関係な何らかの感染によるか、あるいは何らかの炎症過程によってＴ４細胞が活性化されることであろう。そして、プロウイルスはビリオンの形成に必要なタンパク質とＲＮＡの合成を開始する。これらの〝部品〟は自然に結合してビリオンとなり、細胞膜に向かって移動して、奇妙なことに酵母細胞の出芽に類似する過程を通して細胞外に出る（図16）。

そうしている間に、宿主細胞は第二、第三のビリオンの組み立てをはじめて、これらすべてのビリオンは宿主細胞に損傷を与えることなく、細胞膜から出芽を通して細胞外に放出される。ウイルスの他の科のものは、増殖の過程で宿主細胞を必ず破壊するのに、レトロウイルスが感染した細胞は生き続け、そして周囲に感染性のビリオンを撒き散らし、他の細胞への感染を広げるのである。

出芽によって放出されたビリオンは、抗体や薬剤による不活性化が可能である。そして、これによって病気の進行は遅くなるだろう。しかし真の感染源である、組み込まれたプロウイルスを持つ宿主細胞は生き続ける。これがエイズに対する本当に効果的な治療法がこれまでにまったく見いだされなかった理由である。

宿主細胞は、ＨＩＶを発現させるとまったく損傷を受けないままにとどまるのではないことを示す少なからぬ証拠がある。これまでの数年間、ＨＩＶのタンパク質、ｐ２４（分子量が二万四〇〇〇ダルトンのタンパク質）抗体に関心が向けられてきた。他のすべてのウイルスのタンパク質と同じく、ｐ２４は宿主細胞内で発現される。そして、ｐ２４分子は宿主細胞の細胞膜のタンパク質の構造と類似する構造を持っているので、ｐ２４分子の一部は細胞膜に取り込まれる。

血中を浮遊している抗ｐ２４抗体（ｐ２４に対する抗体）は、細胞膜から突き出たｐ２４分子に結合する。補体結合と呼ばれる、よく知られた二次的な免疫反応によって、抗体が結合した細胞膜は破壊され、細胞は死滅する。しかし、このメカニズムは、活発にウイルスを発現している細胞に対してだけ有効である。休眠状態のプロウイルスを持つ細胞や、非常に遅いウイルスの発現を示す細胞に対してはまったく効果がない。抗ｐ２４抗体はＨＩＶの増殖をほとんど停止させるが、感染した人間からウイルスを完全に除去することはできない。

ＨＩＶが非常に遅い増殖を示し、臨床的な症候がまったく現れない安定状態は数年間持続するが、遅かれ早かれ免疫系は非常に弱まって、抗ｐ２４抗体の発現がなくなり、ウイルスの増殖が劇的に増加して臨床的な症候が出現する。

図17に、ＨＩＶ感染症の進行のさまざまな構成要素の概要を描いた。図17Ａは、ウイル

Ⅰ

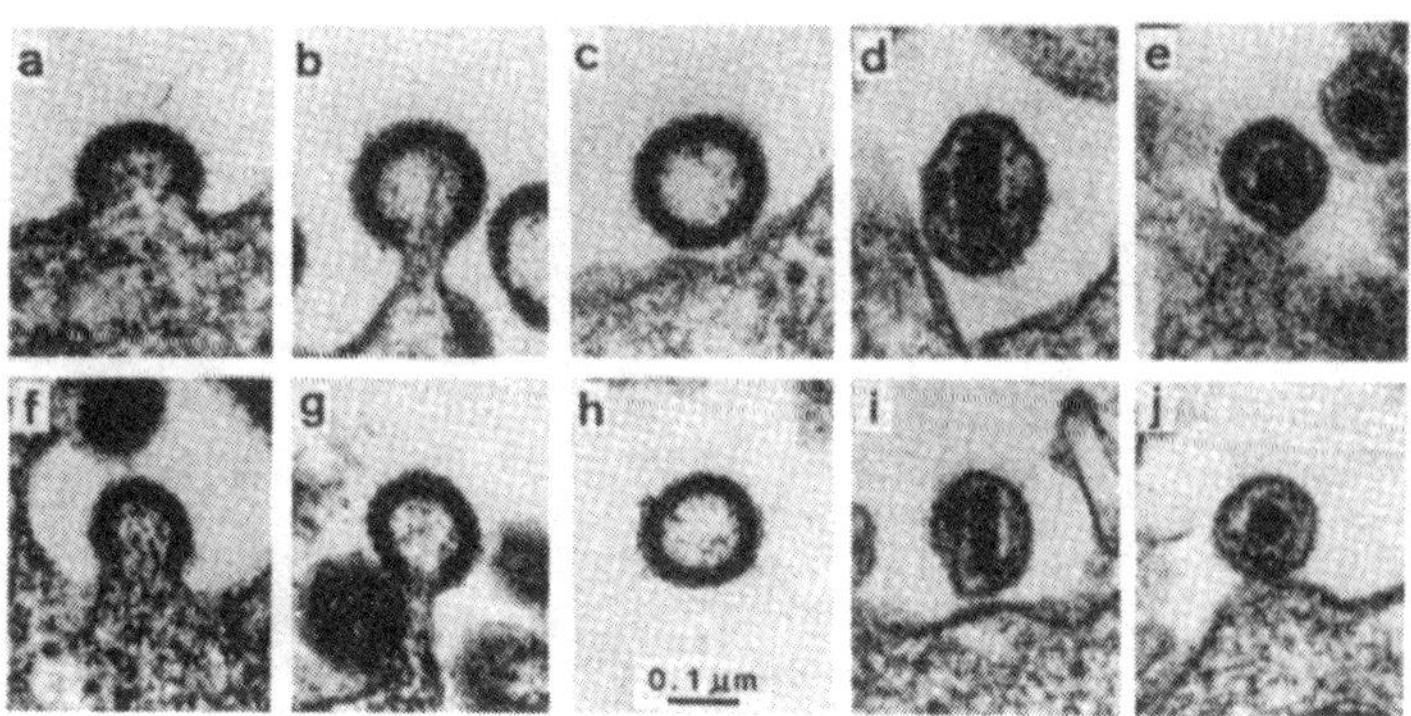

Ⅱ

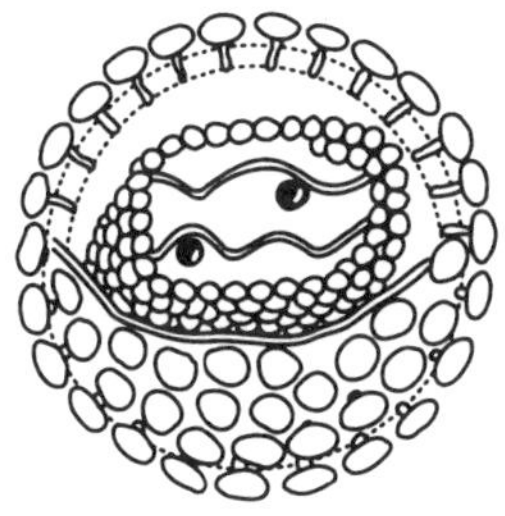

図16：Ⅰ．HIV（上）とビスナウイルス（下）が感染した細胞の超薄切片の電子顕微鏡写真。a、b、f、g：出芽するビリオン。c、h：放出された未成熟のビリオン。d、e、i、j：成熟したビリオン（ゴンダら、1985）。
Ⅱ．HIVのビリオン。２本のRNA鎖と数分子の逆転写酵素を含む円筒形のコアを、エンベロープが覆っている。

ス血症（血中に多数のウイルスが出現する）の推移を描いている。ウイルスの個数は三週間から四週間の潜伏期間にゆっくりと増加し、最初の臨床的な症候である急性感染症状においで猛烈に増加し、その後ほとんどゼロまで減少し、何年間か続く無症候の潜伏期間では非常に少ないままにとどまる。極めて突然にウイルスの個数は約一〇〇倍まで増加し、腸、肝臓、肺、腎臓、脳などに重度の炎症を引き起こす。これらの症候はまとめてエイズ関連症候群（ＡＲＣ）あるいはプレエイズ（エイズ前駆症状）と呼ばれる（図17Ｆ）。ウイルス血症の復活は、図17Ｃに示したように抗ｐ２４抗体の産生の急激な低下と一致する。これから数ヵ月後、臨床的エイズの症候であり、この病気の最終段階を示す日和見感染が初めて出現する（図17Ｆ）。

5　致死的な日和見感染

Ｔ４細胞のヘルパー機能の喪失は必ずしも免疫防御のすべての手段を失うことを意味しない。エイズに感染する前に過去に麻疹（はしか）にかかっていたならば、抗麻疹ウイルス抗体の産生を行うように誘導されたＢ細胞／形質細胞は、そのゲノムに、これに相当する命令を保持している。これらの形質細胞は記憶細胞となったのであり、マクロファージからの新たな情報やヘルパー細胞からの始動シグナルを必要とすることなく、麻疹ウイル

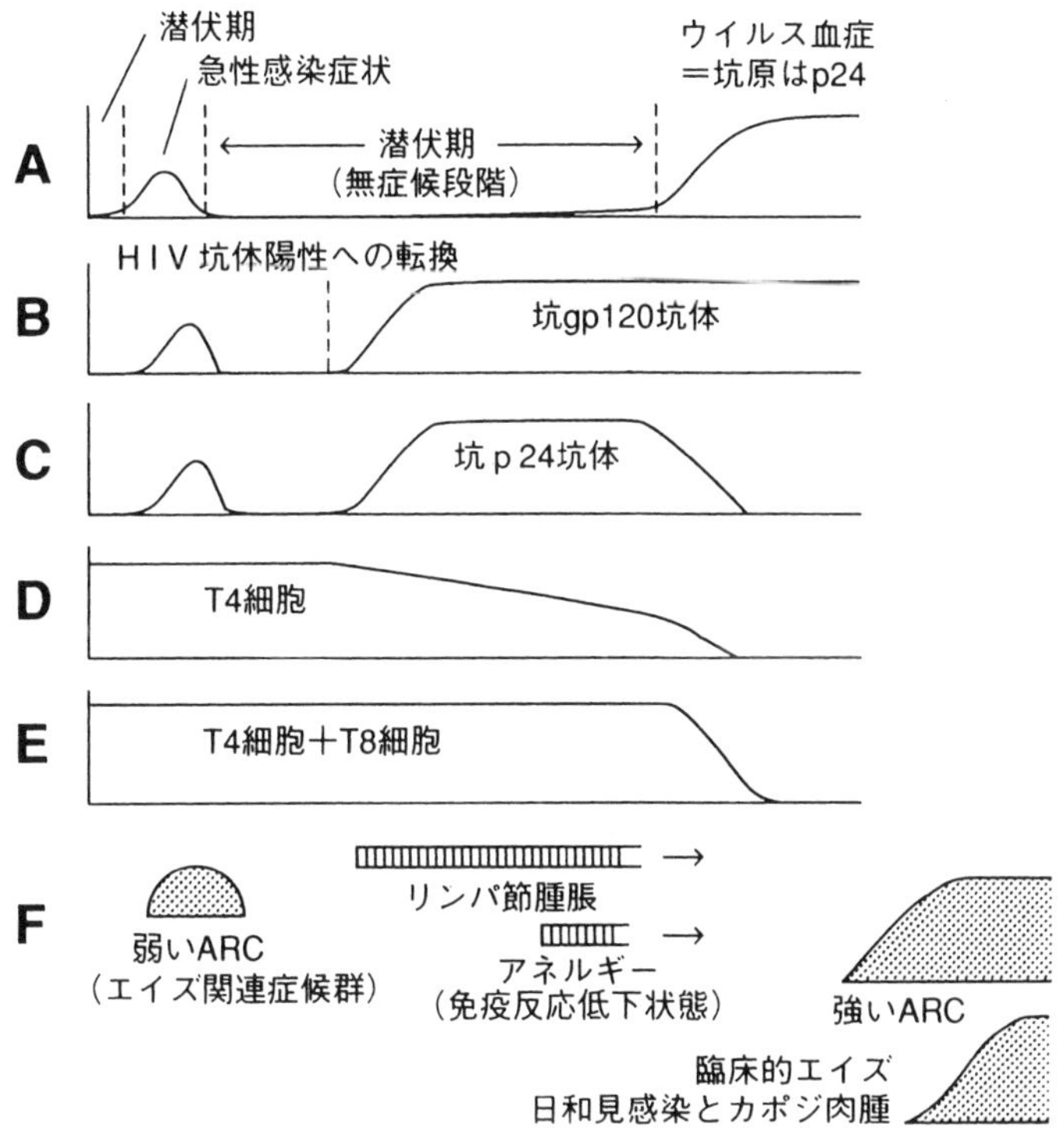

図17：エイズ感染の進行。A：ウイルス血症。B：抗 gp120抗体レベル。C：抗 p24抗体レベル。D：T4細胞個数。E：T 細胞全体の個数（T4細胞＋ T8細胞）。F：さまざまな臨床的症候。

スの抗原と出合うとただちに抗体分泌をはじめる。論理的にはT４細胞が完全に破壊されたとしても、これらの記憶細胞による抗体産生は妨害されないだろう。実際にエイズ患者で麻疹や猩紅熱（溶血性連鎖球菌で起こる）で死亡した人はこれまでにまったくいない。

そうであるならば、この同じメカニズムによってエイズの最終段階で患者を死亡させる日和見感染は、なぜ防止できないのだろうか？　たとえば、エイズ患者全体の約五〇％を死亡させる日和見感染である間質性肺炎（ニューモシスチス・カリニ肺炎）の場合を考えてみよう。この感染症は単細胞の寄生性原生動物であるカリニ肺胞嚢虫（ニューモシスチス・カリニ）によって引き起こされる。この寄生体は、血液が酸素を受け取る場所であり空気で満たされた小球状の肺胞で、急速に成長し増殖する。最後には、この寄生体で肺胞が満たされ患者は窒息死する。

この病原体はほとんどどこにでも存在している。誰もがこれに一度以上は感染しているが、病気が発現する前に有能な免疫系の防御によって病原体は滅ぼされている。しかし、それならばなぜヘルパーT４細胞が不活性化されたり、あるいは破壊されたとしても、すでに形成されていたはずの記憶細胞がまったく機能しないのだろうか？

この理由は、体内の免疫系は二つの異なる防御メカニズムを持つからである。メカニズムの一つは、血流に乗って体内循環するタンパク質分子である抗体の産生である。抗体は侵入してきた細菌に結合し、補体結合によって細菌の細胞膜に穴を開けて、細菌を死滅させる。しかし、カリニ肺胞嚢虫のようなもっと高等な原生動物の細胞は細胞膜の効率的な修復システムを持っていて、死滅させるためには少なくとも二〇個のこのような穴が同時に細胞膜に開けられなければならない。したがって、補体結合を伴う体内循環性の抗体は、このような細胞性寄生体に対しては貧弱な攻撃武器としかならないのである。

これはキラー細胞の仕事である。キラー細胞は、これもまたT8細胞のグループに属するリンパ球である。キラーT8細胞は標的細胞に結合し、標的細胞の細胞膜に大きな穴を作り出すパーフォリンと呼ばれるタンパク質を分泌して、これらの穴を通して標的細胞に有毒物質を注入して、死滅させる。エイズの進行とともに、これらのキラーT8細胞の個数が漸減していくことは注目すべきことであろう。これらのキラー細胞は最終的にはほとんど消滅し、この時に日和見感染が出現する。

一〇種類以上の日和見感染が知られている。それらのほとんどは、原生動物、胞子虫類、菌類などの高度に組織化された細胞によって引き起こされる。当然、エイズの最終段階では、結核などの細菌性あるいはウイルス性のいくつかの感染も見られる。一部の研究者は結核を日和見感染に含めているが、衰弱した人間は免疫不全があろうとなかろうと結核にかかりやすい。免疫不全とほとんど完全に関係して出現してくる典型的な日和見感染は、真核細胞と呼ばれる細胞が原因となってすべて生み出される。真核細胞は、完全な細胞構造を持っていない細菌やウイルスとは対照的な高度に発達した細胞である。

したがって、臨床的エイズに特徴的な、キラーT８細胞の消滅と同時的で致命的な真核細胞生物による感染症の出現は単なる偶然の一致ではなく、原因と結果の真の関係があると結論されなければならない。

そこで、キラーT８細胞の消滅の原因は何かという疑問が生じるが、これについては次章で述べることにしよう。

6 カポジ肉腫とナチュラルキラー細胞

感染症を引き起こす病原体がいなかったとしても、免疫不全によって致死的な病気が現れる可能性がある。これが腫瘍であり、エイズに関連する腫瘍で最も出現頻度が高いのがカポジ肉腫である。カポジ肉腫はオーストリアの皮膚病学者であるカポジが最初に報告したのでこの名がある。彼は、これをルーマニアのドナウ川の三角州に住む高齢の男性に見いだし、後にイタリアのポー川の平野流域部、サルジニア島とギリシアの海岸部でも報告された。これらすべての地域はマラリアの罹患率が高い低湿地帯である。さらに後になって、マラリアが穏やかな免疫不全をもたらすことが明らかになった。マラリアの影響に加えて、免疫活性が加齢とともに低下すること、そしてこの免疫力の低下は女性よりも男性のほうが速いことで、マラリア発生地域に住む高齢の男性に相当に高い率で免疫不全がもたらされるのである。

カポジ肉腫には、引き金となる何らかの感染性病原体を必要としないことが今日ではほぼ明らかになっているようだ。このメカニズムは次のようであろう。

細胞が分裂する場合には正常細胞を腫瘍細胞に変えてしまう間違いが発生する可能性が、わずかながらも常にある。体内のほとんどの細胞は周期に長短はあるが細胞分裂を行っているので、このような偶然の間違いが極めて頻繁に起こり得る。バーネットはガン細胞は一年間に数回出現すると推定している。しかし、このようなガン細胞は正常な細胞とは化学的に異なっている。これらのガン細胞は外来の細胞として免疫系によってすばやく感知され、破壊される。特別な条件のもとで、このようなガン細胞が生き延びて腫瘍となるが、これはかなり例外的なことなのである。しかし、高齢になると免疫活性が弱まり、生き延びるガン細胞が多くなって、腫瘍の発生率が増加する。

カポジ肉腫は内皮細胞の変化によって生じる。内皮細胞は血管内側を覆っていて、これは最も小さな毛細血管に至るまでそうである。身体のあらゆる部分には、このような毛細血管が密に配置されているので、内皮細胞の個数は非常に多い。さらに、これらの内皮細胞は持続的な機械的圧力を受けて破損するので、頻繁に補充される必要があり、短い周期で細胞分裂を行う。このため内皮で腫瘍細胞が自然発生する可能性は、他のどのような組織よりもはるかに大きいが、免疫防御によって、これらの腫瘍細胞が完全に除去されている限りは影響はまったくない。しかし、エイズによって免疫防御の機能がまったく失われれば、腫瘍の自然発生の危険性は著しいものとなる。実際、エイズ患者全体の約二五％はカポジ肉腫で死亡する。

不幸なことながら、この仮説についての強制的な臨床的証拠がすでに得られている。臓器移植を受ける患者の数は一貫して増加してきているが、免疫系による移植組織の拒否反応を押さえるために、移植患者は通常は免疫抑制の処置を受ける。日和見感染を避けるために、当然のことながら患者は無菌化病室に隔離される。しかし、細胞分裂による自然な変化を防止する手段はまったくなく、臓器移植患者には一％近いカポジ肉腫の発生が常に見られるのである。

腫瘍細胞の発生の可能性は他の組織でよりも内皮でのほうがはるかに高いことは、すでに述べたが、この同じメカニズムは、他のあらゆる種類の腫瘍においても機能しているはずであり、エイズ患者にはさまざまなタイプの腫瘍の増加が予期されなければならない。実際に、七〇人のエイズ患者を調べたカプランらは、一六人にカポジ肉腫を見いだし、これは患者たちの約二三％を占め、通常通りの比率であった。カプランらは、九人にリンパ腫、四人に結腸、精巣、膵臓の充実性腫瘍、一人に多発性骨髄腫（血液のガン）も見いだした。腫瘍（カポジ肉腫を除く）の罹患率は、エイズでない対照群と比べると約一〇〇倍も高いと、これらの研究者たちは結論した。カポジ肉腫の罹患率については、エイズ患者は対照群と比べて二万倍まで高くなる。

臨床的エイズでの腫瘍の増加についてより良く理解するためには、いわゆるナチュラルキラー細胞と呼ばれる、特殊な種類のキラー細胞を登場させなければならない。他の種類のキラー細胞が、破壊すべき標的細胞に対して活性化されて特異的な親和性を発達させるのに約四八時間を必要とするのに対して、ナチュラルキラー細胞は常に活性化されていて、最初から腫瘍細胞に対する感受性を示す。ナチュラルキラー細胞は血液とリンパ液を巡回していて、腫瘍細胞に出合えば、どこであろうと、それらを死滅させる。

ナチュラルキラー細胞は、体内で絶え間なく作り出されてくる腫瘍細胞に対抗して、われわれが生き続けるためには必須のものであり、ナチュラルキラー細胞の減少はガンによる死をもたらす。

そして、ナチュラルキラー細胞は確実にＴ８リンパ球であり、すでに述べたように、すべてのＴ細胞がエイズの進行とともに減少するので、ナチュラルキラー細胞もエイズの最終段階で減少する。

日和見感染が、通常のキラー細胞の減少によってもたらされるのとまったく同じように、日和見的なエイズ関連腫瘍が、ナチュラルキラー細胞の減少によってもたらされるのである。

7　エイズはこうして進行する

　ここではＨＩＶ感染症の進行について説明してみよう。エイズ感染後に起こる初期症状は気づかれないままになる可能性が高い。いくらかの穏やかな発熱、いくらかの穏やかな下痢、いくらかの発疹が現れるが、これらの症状は何らかの腸の感染症や軽微な流行性感冒と間違えられるだろう。そして、いずれにせよ、これらの症状は二、三週間後には自然に消え去り、感染者は見たところ完全に健康になる。

　この短い期間がＨＩＶ感染の拡大に重要な役割を演じることになる。これまでの経過では健康な状態にある感染者はＨＩＶが感染したことに気づかない。男性感染者は通常はコンドームによる防護なしに性交を続ける。しかし、まさしくこの時期に血中のウイルスの個数は非常に高い値に達していて、性交によって感染を拡大する可能性は非常に大きい。さらにＥＬＩＳＡ法（酵素抗体法）による血液検査によって検出されるＩｇＧ（免疫グロブリンＧ、γＧ）タイプの抗体は一〇日から一二日遅れて出現し、すぐさま消えてしまう。ほとんどの場合、医師は急性感染症状の段階から感染者を見ていない限り、ＨＩＶ感染を確認することはできない。約一ヵ月後（あるいは、場合によると六ヵ月後）になって初めて血清検査でのＨＩＶ抗体陽性への転換が起こり、これは、抗体が再出現して血液検査によって検出可能となったことを意味する（図17B、C）。その時まで、患者は自分を健康だと考えて、無意識のうちに感染を拡大する可能性がある。

初期段階の感染が、エイズの拡大の大きな原因となっている可能性が大きい。次のことが特に強調されるべきだろう。性的に活発な人々は最も軽い流行性感冒類似の症状であっても、それを医師に遅滞なく説明しなければならず、また医師によってその症状がエイズによるのではないことが確認されるまで、安全な性交のルールを厳格に守らなければならない。

長期間の無症候の潜伏期には、感染の拡大の危険性ははるかに小さくなるように見える。ウイルスの増殖と、抗体の抑制作用の間にある平衡状態が生じる。この平衡状態によって、ウイルスの個数は非常に低いレベルに、通常はほとんどゼロに維持され、感染の拡大の可能性は小さくなっているはずである。何人かの研究者たちは、持続的な異性のパートナーへの感染は、通常の性交四〇〇回のうちの一回に生じると報告している。これらの数字は潜伏期間での性交に相当するものであろう。

エイズの最終段階では、血中のウイルスの個数は再び増加するが、この段階では感染の拡大の危険性は小さいだろう。感染者は通常は自分の病気に気づいていて、病状の悪化によって性的な活動が低下するか、あるいは少なくとも、必要な予防処置をとるからである。エイズの進行の各段階での感染の拡大の統計数値は、これまでのところ発表されてはいないが、このような統計はエイズの拡大防止に役立つだろう。

血清検査でのＨＩＶ抗体陽転後、通常はＨＩＶのいくつかのタンパク質に対するさまざまな抗体が血中に現れる。最も重要なのは抗ｇｐ１２０抗体（図17Ｂ）と抗ｐ２４抗体（図17Ｃ）である。ｇｐ１２０タンパク質はビリオンのエンベロープに存在している（図15）。このｇｐ１２０によって、ビリオンはＣＤ４レセプターを持つ宿主細胞であるＴ４細胞とマクロファージの両者に結合する。

抗ｇｐ１２０抗体がＨＩＶに結合すると（図18Ｂ）、ＣＤ４レセプターへのｇｐ１２０の結合が妨害され、これによって宿主細胞への感染が防止される。このような抗体は中和抗体と呼ばれ、培養したＴ４細胞では感染は実際に効果的に妨げられる。しかし体内では、この抗体は別の有害作用を示す。正常な免疫反応では、Ｔ４細胞のＣＤ４レセプターはＢ細胞に始動シグナルを伝えることを補助している。Ｂ細胞はＣＤ４レセプターに相補的な構造のレセプターを持っていて（図18Ａ）、Ｔ４細胞とＢ細胞を結合させ、インターロイキン－2の作用を容易にさせる。このため、このレセプターはまた、ＨＩＶのエンベロープのｇｐ１２０タンパク質分子と同じ立体構造となっている。したがって、抗ｇｐ１２０抗体はＢ細胞のレセプターを妨害する可能性があり、これによってＴ４細胞のヘルパー機能は低下し、すべてのタイプの抗体の産生が抑制されるだろう。

これによって、相当な免疫不全がもたらされる可能性がある。実際に無症候の潜伏期の

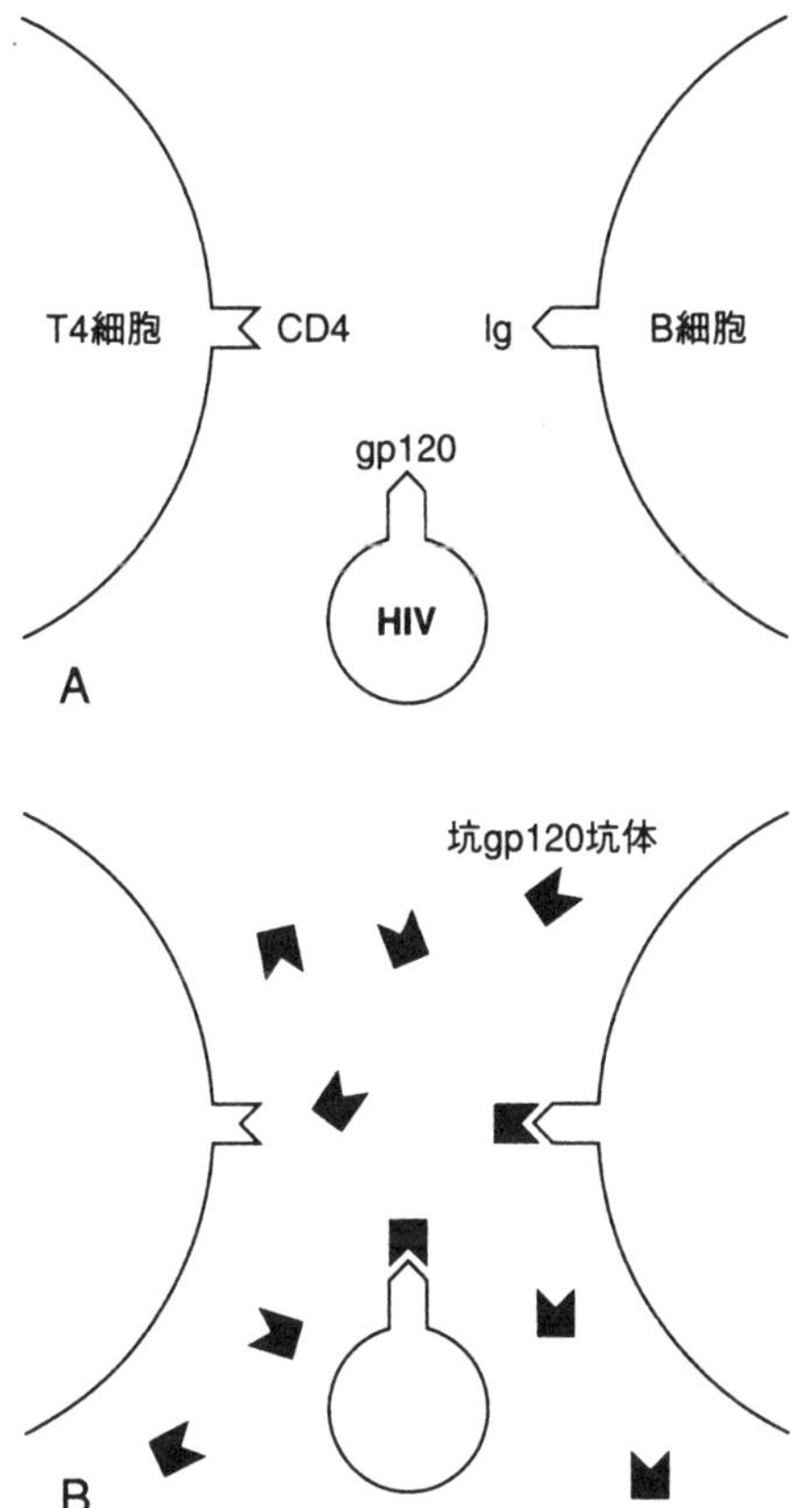

図18：抗 gp120抗体による免疫抑制。

A：T4細胞は、CD4レセプターとB細胞の Ig レセプターの相互作用によってヘルパー機能を発揮する。Ig レセプターの結合エピトープは、CD4と相補的な構造となっている。HIV のエンベロープの gp120のタンパク質の結合エピトープもまた、CD4と相補的な構造となっている。つまり、gp120と Ig レセプターの結合エピトープは同一の構造である。

B：抗 gp120抗体（黒塗りのもの）は、gp120と Ig レセプターに相補的な構造となっている。抗 gp120抗体は両者に同じようにぴったりと結合し、これによって T4細胞による B 細胞の活性化が妨げられる。

段階のエイズ患者は普通の対照群と比べると、サルモネラ症など、平凡な感染症の罹患率がはるかに高いことが観察されている。しかし、この免疫不全は良性であり、臨床的エイズの段階で生じる致命的な免疫不全の激しさとは比べものにならない。

抗ｇｐ１２０抗体とは対照的に、抗ｐ２４抗体（図17Ｃ）は、ＨＩＶに対する非常に効果的な防御となっている。新しいビリオンが作り出されているＨＩＶ感染細胞では、ｐ２４タンパク質は、ウイルス粒子内部のコアの外殻を作り出している。ｐ２４タンパク質分子の一部は細胞膜に組み込まれて、抗ｐ２４抗体と結合し、これによって細胞膜が破壊され、感染細胞は死滅し、そしてＨＩＶの増殖が防がれる。

不幸なことに、いまだに十分には解明されていない理由によって抗ｐ２４抗体の産生は突然に停止し、ＨＩＶの増殖は一〇〇倍まで増加し、これらのＨＩＶが多数のマクロファージに感染して、さまざまな組織に炎症が引き起こされる。無症候の潜伏期に続いて、このＡＲＣ（エイズ関連症候群）が起こる。

正確にいえば潜伏期は完全に無症候なのではない。発生頻度の高い症候は、リンパ球の小塊が形成される〝リンパ節腫脹〟である。通常はＴ４リンパ球などのリンパ球は血中では細胞分裂を行わないが、ＨＩＶが感染したリンパ球は細胞分裂を行う。このような細胞分裂中のＴ４細胞は、あまりにも巨大になりすぎて、毛細血管を通過できなくなる。これらの細胞は、その場所に立ち往生して、小塊を形成するまで細胞分裂を続ける。これは無害であり、患者が苦しむことはないが、エイズの進行を示すものである。

潜伏期に見られるまた別の症候はＴ４細胞の減少である（図17Ｄ）。この減少が、多くの研究者たちが信じているようにＨＩＶによって実際にＴ４細胞が死滅しているのか、あるいはＨＩＶが作り出すｇｐ１２０分子によってＣＤ４レセプターが覆われているだけなのかははっきりしない。いずれにせよＴ４細胞のヘルパー活性は低下し、軽い免疫不全が生じるはずで、これは抗ｇｐ１２０抗体がもたらす免疫不全に付け加わるであろう。しかしこれら両者の免疫不全を合わせても、もたらされる〝アネルギー〟（免疫反応の低下状態、図17Ｆ）は、潜伏期に特徴的な見たところの健康状態を妨げるほどではない。

無症候の段階の症候のすべては明らかにＴ４細胞への感染による影響が支配的である。一方、無症候段階に先行する急性感染症状と、無症候段階に引き続くＡＲＣ（エイズ関連症候群）の両者は明らかにマクロファージへの感染による影響が支配的である。最初は、マクロファージへの感染は免疫不全を生じさせない。ＨＩＶによる急性感染症状は、その症状からすれば典型的な〝伝染性単核症〟様症候であり、これは組織に取り込まれた単球（マクロファージの別名）に何らかの種類のウイルスが感染して生じる。ＨＩＶによる伝染性単核症は、抗ｐ２４抗体が産生されるようになって、数週間のうちに消え去る（図17Ｃ）。だが、ＡＲＣと呼ばれる段階では伝染性単核症は消え去ることはない。これは抗ｐ２４抗体がもはや産生されないからである。この段階の伝染性単核症のさまざまな症状は患者が死亡するまで発達を続ける。これが、子どもや青年の患者の場合に通常見られることであり、これらの患者のほとんどは非感染性の肺炎や脳症によって死亡する。

逆に大人の患者は日和見感染やカポジ肉腫によって死亡する。ARCの症候の一つが胸腺の破壊であることはすでに述べた。大人の胸腺は部分的に自然退縮をしていて、完全な消失が促進される。大人の場合、ARCの症候が致命的な程度に達する前に、免疫系の全体的な崩壊が生じる。大人のエイズ患者は日和見感染でしばしば死亡するが、大人の患者においてさえ脳症や肺炎による死亡は決して稀ではない。

この病気の最終段階である完全な免疫不全を伴う臨床的エイズの段階でさえ、マクロファージの感染に大部分起因する。

胸腺の破壊の開始と進行はT細胞（T４細胞＋T８細胞）の総数によって容易に追跡できる。T８細胞には、HIVは感染もしなければ結合もしない。T４細胞へはgp１２０が結合するが、恐らく細胞は死滅しないだろう。これらのT４細胞は、T４細胞として区別できないので、T８細胞の個数のほうに間違って算入される。したがって、T４細胞の個数の減少にも関わらず、T８細胞＋T４細胞の総数は低下しない（図17E）。

この状態は、ARC関連のウイルス血症によって胸腺の破壊が開始されると変化する。成熟するT細胞の個数が次第に減少し、また三週間から四週間しかT細胞は生き延びないので、T細胞の個数は急速にゼロに向かって減少する。ヘルパーT４細胞とキラーT８細胞の消滅によって、日和見感染とエイズ関連腫瘍へのとまることのない道が開かれる。この段階では、Ｔ４細胞とＴ８細胞のすべてのＴ細胞の個数が減少する。図17Ｄでは、この新たな減少はＴ４細胞の個数の鋭い下降線によって示される。この急激な減少はＴ４細胞の個数が五〇〇個／㎣以下になると、通常は見られる。しかし従来、治療はＴ４細胞の個数が二〇〇個／㎣以下になって初めて開始され、この時にはＨＩＶ防御のための最強の武器である抗ｐ２４抗体はほとんど消滅していて、胸腺は大部分が不可逆的に破壊されてしまっている。

われわれ二人の結論は、エイズの治療は初期の段階で、もし可能ならば免疫系がまだ健全で胸腺が不可逆的に破壊されていない無症候の潜伏期間のうちに開始されなければならないということである。われわれの目標は、エイズの初期治療の臨床試験を大規模に行うために、しっかりした医療研究組織を今ただちに設けることである。このような研究組織なしには明確なことは何も分らず、わずかな人数の患者での研究によって、さまざまな楽観論が生み出されるだけであろう。

8　ヒツジのビスナ病に酷似するエイズの症状

以前にはこのようなエイズの病理に満足のいく説明を与えることは、比較的容易なことのように思えた。現在では、エイズについてのわれわれの理解は一変している。エイズとARC（エイズ関連症候群）の患者で、軽度の運動・平衡感覚の障害から完全な痴呆と死亡までにわたる、中枢神経系の障害を示す患者の割合が一貫して増加していることが見いだされている。

エイズのこの側面への関心は、ショー、エプシュタインらの研究によって初めて注目されたようである。これらの研究者たちは〝説明できない痴呆症と脳症〟で死亡した一五人の患者の脳を解剖し、これらのうちの五人の脳細胞にＨＩＶゲノムが逆転写されたＤＮＡ鎖を見いだした。これは宿主細胞のゲノムにＨＩＶが組み込まれているのであり、脳組織にＨＩＶが単に受け身的に存在しているのではないことを意味する。これらの研究者たちはまた、エイズでの中枢神経系の障害と、アイルランドで見いだされたヒツジのビスナ病の症状との類似性についての関心も生じさせた。これらの研究者たちは、ビスナウイルスとＨＩＶのゲノムの構造の類似性を強調した。当時は両者のウイルスのゲノムの構造は不十分にしか分っていなかったと言わざるを得ないが、第一章で述べたように最近の研究では、これら二つのウイルスがかなり類似していることが明確に証明されている。

同じような類似性はエイズとビスナ病の症状の間にも見られる。二週間から三週間の潜伏期間の後に、はるかに弱い形ではあるがＡＲＣ（エイズ関連症候群）の症状に類似する急性感染症状が現れ、約三週間後には消える。これに続いて血清検査で抗体陽性に変わり、無症候の潜伏期間が一〇年間程度以上も続く。これに引き続くＡＲＣでは、人間とヒツジで同じ症状が見られる。ヒツジの約半分は非感染性の肺炎で死ぬ。この場合、ヒツジの病気はマエディ（アイルランドの言葉で呼吸困難を意味する）病と呼ばれる。残りの半分は脳炎によって死ぬ。これはビスナ（アイルランドの言葉で疲弊を意味する）病と呼ばれる。しかし、本質的にはこれらは同一の病気であり、同一の病原ウイルス（ビスナウイルス）によって生じる。人間の子どもと青年でも、そのエイズ患者の五〇％が同じような肺の病気で死亡し、残りの五〇％は脳が破壊されて死亡する。このことは注目されるべきである。人間では日和見感染は大人にだけ生じる。日和見感染はヒツジでは報告されていないが、これは恐らくヒツジは、完全な成熟に達する前に経済的な目的から通常は殺されるからであろう。

しかし、ヒツジは驚くべき特徴を示す。ヒツジのＴ４細胞にはビスナウイルスが感染していない。エイズは、ＨＩＶによるＴ４細胞の破壊によって生じると、われわれは教えられてきた。しかし今、Ｔ４細胞が損傷を受けることなく極めて類似する病気が生じることに直面している。ビスナ病のヒツジでの唯一の感染細胞はマクロファージである。したがって、マクロファージへの感染が、ビスナ病の原因でなければならない。人間でもＨＩＶはマクロファージに感染するが、公式的な見解では、マクロファージへの感染は病原性をまったく示さないということになっている。しかし、ビスナウイルスが感染したヒツジが教えていることとは、エイズの病理の大部分はマクロファージへの感染が原因していることである。

この革命的な考え方はチンパンジーを用いた研究によっても支持される。ＨＩＶはチンパンジーに感染する。ＨＩＶはチンパンジーの体内で増殖し、抗ＨＩＶ抗体が血中に現れるが、臨床的な症状はまったく現れず、急性感染症状もＡＲＣも見られない。そしてチンパンジーは日和見感染を起こさない。ＨＩＶはチンパンジーに感染するが、チンパンジーは病気にならないのである。この理由は、チンパンジーではＨＩＶはＴ４細胞にだけ感染し、マクロファージには感染しないからである。

したがって、エイズでの生命を脅かす症状はＴ４細胞への感染ではなく、マクロファージへの感染が原因している。より良く理解できるように、ヒツジのビスナ病において純粋な形で示される〝ビスナ病類似症候群〟（すなわち〝マクロファージ症候群〟）と、ＨＩＶが感染したチンパンジーによって示される〝Ｔ４細胞症候群〟とを区別しよう。人間でのエイズはこれら両者の複合体であるが、ビスナ病類似症候群が明らかに優勢である。

エイズが感染したマクロファージの病原性、急性感染症状から臨床的エイズまでの進行のメカニズム、適切な治療法によってこの進行を止める可能性などは、最近数年間のわれわれ二人の研究課題であり、この研究の詳細な論文[注1]を最近、ドイツ語で公表した。それからの抜粋を次章に示そう。

注1——論文　ヤコブ・ゼーガル：“エイズ——細胞生理、病理、治療”、Verlag “Neuer Weg”, Essen, 1992.

第７章　エイズは治療できるのか

１　治療はいつ始めるべきか

米国でエイズが新しい病気として認められた後、ＣＤＣ（米国防疫センター）はエイズの定義を提案した。この定義によれば、Ｔ４細胞の個数が正常値よりも五〇％以下つまり五〇〇個／㎣以下であり、少なくとも一種類の日和見感染か、あるいはカポジ肉腫が見られるならば、患者の病気はエイズとして診断される。通常は、これらの症候はＴ４細胞の個数が二〇〇個／㎣以下になって現れる。この状態は〝臨床的エイズ〟と呼ばれ、エイズの始まりと一般によく誤解されている。これは免疫系の完全な崩壊を意味しており、一般的には医学的な処置はエイズのこの段階でようやく始まる。病状がこの段階まで進行していれば、治療の効果は少ないことは容易に理解できる。これまでのところ、臨床的エイズの段階に達したエイズ患者のすべての者は短期間のうちに死亡している。そして、最新の治療法でもせいぜい数ヵ月、死亡を遅らせることができるだけである。したがってエイズは不治の病気と見なされている。

しかし今日では臨床的エイズは長期間の病状の最終段階にすぎないことが分っている。ＨＩＶの感染症は、短期間の良性の病気である〝急性感染症状〟によって始まり、これに続いて数年間持続する〝無症候段階〟に入る。無症候段階の期間には、患者は臨床的には健康で強健である。ＨＩＶは、まだほとんど健全な免疫系のために非常にゆっくりとしか増殖しない。無症候段階は治療を開始するのに最適な時期であるように思える。しかし、どの医学文献にも、このような初期での治療を検討する大規模な臨床試験は一つも報告されていない。せいぜい、ＨＩＶの感染が認められた患者が管理下におかれて、ＣＤＣが提案する状態、つまり臨床的エイズの状態に到達するまで観察されるだけである。

治療の開始が早ければ早いほど、病気はより容易に治癒するというのは、古くからの医学の知恵である。肺炎や結核は、間に合ううちに治療すれば、ほとんどの場合に治癒するが、長引いた肺炎や結核は治療不可能になる。臨床的エイズは〝長引いたエイズ〟ではないのだろうか？　そして、血清検査でＨＩＶ抗体陽性となった直後の非常に初期の段階で治療を始めれば、エイズは治癒するのではなかろうか？　この問いに答えるためには、ＨＩＶ感染症のさまざまな段階を検討しなければならないだろう。多少の重複はあるが、以下で主として治療的側面から検討してみたい。

2　HIV感染に伴う症状の変遷

あらゆる感染症の場合と同じように、エイズも潜伏期から始まり、これは数週間続くことがある。この期間、HIVは病的な作用を示すことなく患者の体内で増殖するが、ひとたび臨界的な量に到達すると急性感染症状の臨床的な症候が現れ、これは流行性感冒の穏やかな症状としばしば間違われる。急性感染症状では、脳、腎臓、肺、あるいは腸粘膜など、さまざまな組織に炎症が見られ、それらは頭痛、衰弱、下痢、発熱、発疹などによって顕在化する。これらの症候は、治療をしなくても三週間以内に自然に消滅する。

この急性感染症状がエイズの専門家たちの悩みの種である。公式的な見解の学派は、HIVはT４細胞に感染して、これを破壊し、これによって免疫不全が生じると主張する。T４細胞は免疫反応の誘導において鍵となる役割を演じるからである。しかし、エイズの急性感染症状は免疫不全とは何の関係もない。臨床的には急性感染症状は伝染性単核症様症候であり、白血球の一種で一個の細胞核を持つ単球の炎症である。この場合、関係する細胞はマクロファージである。マクロファージは、さまざまな組織に取り込まれる傾向を持つ。少し後で、この興味あるタイプの細胞をもっと詳細に取り扱う。いずれにせよ、急性感染症状は、T４細胞の破壊とは何の関係もない。何人かの研究者たちは、エイズのこの段階ではＨＩＶはＴ４細胞に感染さえしていないことを立証している。

急性感染症状の次には長期間にわたって見たところ健康な状態が続く。これは数年間におよぶ場合もある。この段階でＨＩＶは増殖しているが、まだほとんど健全なままの免疫系が産生する抗体によって、ＨＩＶを発現している細胞が効果的に除去され、ＨＩＶの個数は低いレベルに維持されるので、病的な症候はまったく現れない。しかし、この段階でＨＩＶはＴ４細胞に感染し、損傷を与える。Ｔ４細胞によって活性化された後に抗体を産生するＢ細胞もまた同じように、いくぶん阻害される。全体として、免疫活性は無症候段階の間にいくぶん低下するが、依然として、この段階での感染症とは十分に戦える。ここまでのところでは、生命を脅かす免疫不全はまったく見られない。

抗ＨＩＶ抗体のうちで、際だって効果的なのはＨＩＶのｐ２４コアタンパク質への抗ｐ２４抗体である。不幸なことに免疫系は次第に破壊されてきて、一年後から数年後に抗ｐ２４抗体の産生は突然に低下し、最終的には完全に消滅する。これによってＨＩＶの抑制のない増殖が始まる。血中のＨＩＶの個数が約一〇〇倍まで急激に増加してウイルス血症となり、重度の臨床的な症候が現れる。

これらの症候全体はＡＲＣ（エイズ関連症候群）と呼ばれる。このいくぶん曖昧な名前で呼ばれるのは、これらの症候群とＨＩＶ感染との関係がいまだに解明されていないためである。ＡＲＣは、臨床的エイズの約一年前に極めて規則的に現れ、しばしばプレエイズ

（エイズ前駆症状）とも呼ばれる。ARCはエイズの進行の過程で必ず現れてくるが、ARCを、HIVによるT4細胞の減少に帰することはできないようである。急性感染症状の場合と同じように、ARCは伝染性単核症様症候であるが、ARCは数週間後に消えてなくなることはない。これは恐らく、HIVに対する最強の武器である抗p24抗体が不足するからであろう。これ以降、HIVの抑制のない増殖によって、急性感染症状の穏やかな症候がARCにおいては生命を脅かす程度にまで発達する。そして、これによって、日和見感染やエイズ関連腫瘍が出現する前でも、患者はしばしば死亡することになる。大人のエイズ患者の数%と、子どもと一七歳以下の青年の約半分は、ARCの期間に痴呆症で死亡する。これは脳組織の破壊による進行性の知能障害であり、急性感染症状の段階では症候は、頭痛と、ほとんど気づかない程度の記憶障害に限られている。エイズの若者の約半分は非感染性の肺炎で死亡し、これもまた急性感染症状の段階では非常に穏やかな形で見られる。一方、大人のほとんどは感染性の間質性肺炎で死亡し、これは寄生体のカリニ肺胞嚢虫（ニューモシスチス・カリニ）による日和見感染である。ARC患者に典型的な体重減少は先進国では致命的とはならないが、慢性的なタンパク質不足の栄養状態にある国々では致死的なるい痩病となる。これらのARC患者は一人として免疫不全では死亡していない。

これまでのところ、T4細胞だけを破壊すると言われているHIVが、なぜ、致命的な

表４：日和見感染を引き起こしやすい病原体

原生動物	カビ類	ウイルス
肺胞嚢虫 トキソプラズマ クリプトスポリジウム	クリプトコッカス カンジダ アスペルギルス	サイトメガロウイルス

伝染性単核症様症候を引き起こすのかという疑問は、発せられたこともなければ、答えられたこともない。

ＡＲＣの症候は患者が死亡するまで進行し続けるが、日和見感染とエイズ関連腫瘍、とくにカポジ肉腫は、ＡＲＣの段階が始まってから約一年後に出現することになる。この臨床的エイズと呼ばれる段階が始まる前に、Ｔ４細胞だけでなくＴ８細胞を含めたすべてのタイプのＴ細胞の個数の急速な減少が見られ、免疫系が完全に崩壊される。キラーＴ８細胞は、原生動物（単細胞の動物）、カビ（下等植物）などの外来細胞の侵入と、〝非自己〟と認識される腫瘍細胞のような患者自身由来の異常細胞の出現とに対する最強の武器であることが知られている。エイズ患者ではさまざまな種類の腫瘍の発生率が、エイズでない人々と比べて約一〇〇〇倍も高いが、この原因はキラーＴ８細胞が減少することによる（カポジ肉腫の相対的な発生率はさらに高く、二万倍にのぼる）。

同じように、ＨＩＶが感染し、これを発現している細胞も〝非自己〟と認識され、キラーＴ８細胞によって破壊される。

Ｔ４細胞とＴ８細胞の減少によって、なぜ、一般に原生動物とカビによる日和見感染と腫瘍の発生がもたらされるのかは理解が容易である（表4）。

しかし、これは基本的な問いに答えていない。HIVがT4細胞をもっぱら死滅させ、T8細胞に損傷を与えないことが本当だとすれば、臨床的エイズの段階が始まる前にいったい何がT8細胞を死滅させるのだろうか？　こう考えると、エイズの病理の通常の説明では、急性感染症状、ARC、臨床的エイズの三つの基本的な臨床段階を十分に説明できないように思える。そして、エイズに対する効果的な治療法を見いだせないのは、エイズを誤解していることが原因となっているのではないかという疑問が生じてくるのである。

3　エイズはマクロファージに感染する

公式的な見解を支持する学派は、エイズの病理はHIVによるT4細胞の破壊によって生じるという。この説は次のようになっている。HIVはT4細胞の細胞膜のCD4レセプターに結合して細胞内に侵入し、T4細胞に約一〇〇万個の新しいビリオンを作り出すようにさせ、この結果、T4細胞は死滅する。これによってT4リンパ球の個数は次第に減少する。しかしT4細胞は免疫系の重要な引き金的な機能を持っている。T4細胞は信号物質であるインターロイキン－2（IL－2）を分泌し、IL－2はBリンパ球に到達して、抗体を産生するようにB細胞を誘導する。これが細菌感染に対する主な防御法となっている。また、この同じＩＬ－２によってキラーＴ８細胞も活性化される。キラーＴ８細胞は、細胞性寄生体に対する防御の基盤にある。大部分のＴ４細胞が破壊されると、両方の免疫防御が失われ、臨床的エイズに特徴的な重度の免疫不全がもたらされることになるだろう。

この説明がエイズの臨床的な症候を説明しないことは、すでに述べた。ＨＩＶが強力な病的作用を示す、もっと別の説明の仕方を探さなければならない。

実際、血中にはＴ４細胞の他に、また別のタイプの白血球であるマクロファージが存在していて、このマクロファージもまた、Ｔ４細胞に比べると個数は少ないものの細胞膜上にＣＤ４レセプターを持つ。少なくとも一九八六年以降には、ＨＩＶがマクロファージに感染することが広く認められている。ＨＩＶは感染したマクロファージ中で増殖し、Ｔ４細胞で行うのと同じ仕方で、出芽によって細胞外に放出される。しかし、Ｔ４細胞とは対照的に、マクロファージはＨＩＶ感染によって死なない。

多くの研究者たちは次のように主張する――そして誰もそれらにほとんど反論しない。ＨＩＶがマクロファージに感染しても、マクロファージが死なないのであれば、まったく病的な作用はない。このような感染マクロファージはせいぜいＨＩＶの貯蔵所となるだけであり、そこから感染性ビリオンがＴ４細胞に向かって広がり、これによってエイズの進行が促進される。しかし、この一般的な見解では、エイズの病的な症候はマクロファージ感染とは関係がない。

この見解を疑う重大な理由があるのである。よく知られているように、動物のうちではヒトに近縁なチンパンジーに実験的にＨＩＶを感染させることができる。ＨＩＶはチンパンジーの体内で増殖し、抗ＨＩＶ抗体が産生されるが、まったく発症は見られない。一〇〇頭以上の実験的にＨＩＶを感染させたチンパンジーのうちの一頭として、急性感染症状、ＡＲＣ、あるいは何らかの日和見感染を最も穏やかな形でさえ発症させたものはいなかった。このことに不思議はない。なぜなら、チンパンジーの体内ではＨＩＶはＴ４細胞にだけ感染し、マクロファージには決して感染しないことが、よく知られているからである。

まったく別の方向からもこのことは主張することができる。ヒツジに広く見られるビスナ病は、ＨＩＶに非常に近縁なレトロウイルスによって引き起こされる。ビスナ病はエイズとほとんど同一の症状を示す。同じような急性感染症状、ＨＩＶ抗体陽転の同じような遅れ、同じような長期間の無症候段階、これに引き続く重度のＡＲＣ類似症候の発症が見られる。人間の若者や子どもと同じように、ヒツジのほとんどは非感染性の肺炎か脳組織の破壊によって死ぬ。日和見感染は例外的にしか見られないが、これはヒツジがＡＲＣ関連症候を発症させると感染の拡大を防ぐために即座にヒツジは殺され、日和見感染が発達する時間がないからであろう。そして、このエイズ類似のビスナ病は、ビスナウイルスがヒツジのＴ４細胞に感染しないという事実にも関わらず、発達する。ヒツジでは、マクロファージにだけ感染するのである。

エイズでマクロファージ感染が病理学的に重要な役割を果たしている第三の証拠がある。霊長類――エイプ（尾を持たないサル類）とモンキー（尾を持つサル類）――のうちで、エイズ類似の病気であるＳＡＩＤＳ（サルエイズ）を発症させる唯一のものはアカゲザルであり、サル免疫不全ウイルス、ＳＩＶ$_{MAC}$が感染して発症する。つい最近、ハーシュと彼の研究チームは、この病気の最終段階で死んだＨＩＶ感染アカゲザルの研究結果を公表している。これらのアカゲザルは、人間のＡＲＣ患者と同一の症候を示した。病気に冒された器官では、マクロファージに、そしてマクロファージだけにウイルスが著しく感染していた。したがって、エイズおよびエイズ類似の病気の病理でのマクロファージの支配的な役割についてはまったく疑問の余地はないであろう。

4　マクロファージの免疫機能

したがって、このタイプの血球を詳細に調べることには十分な理由があることになる。マクロファージ（ギリシア語で大型の食べる細胞を意味する）の名前は、体内の防御メカニズムでの、これらの細胞の機能を示している。マクロファージは、外来の細胞や細菌を探し出して食べる。他のタイプの貪食細胞（粒状物質を摂取し、消化する細胞）は、活性化されることが必要であり、機能するまでにある程度の遅れが生じるのに対して、マクロファージは常に活性化されていて、病原体の侵入に対する不寝番の最初の防御ラインを構成している。ついでながら、これらの病原体はマクロファージによって完全に消化されるのではなく、抗原と呼ばれる小さな断片に分割されるだけであり、これらの抗原が対応する抗体の産生のためのモデルとなる。

マクロファージは、常に活性化された状態に自らを維持するために、強力な活性化物質であるＴＮＦ－α（腫瘍壊死因子、つまり腫瘍細胞を死滅させる因子）を分泌している。腫瘍細胞は異常な代謝状態にあり、非常に感受性が高いために、培養した腫瘍細胞は高濃度のＴＮＦ－αによって確かに破壊されるが、ＴＮＦ－αはわれわれの体内では腫瘍を死滅させるのに必要となる高濃度には、決して到達することはない。このＴＮＦ－αは腫瘍に対する防御物質ではなく、不寝番のマクロファージの覚醒剤として機能するのである。

しかし、われわれの身体は、まったく別の仕方でマクロファージのこの特性を利用している。体内のほとんどの組織細胞は休止状態にあり、非常に低い代謝状態にあるので、追加の刺激を受けない場合には細胞が変質してしまうことになる。たとえば、正常な筋肉は、必要な代謝状態を維持するために神経刺激を十分に受け取っている。しかし、急性灰白髄炎（脊髄性小児麻痺）によって運動ニューロンが破壊されたり、神経が切断されたりして神経刺激がなくなると、筋肉は急速に変質してしまう。

体の組織のいくつかは、この問題をマクロファージを誘引して取り込み、組織に定住させることによって解決している。全マクロファージのうちで血流に見いだされるものの比率は一〇%以下であり、残りのものは脳、肺、皮膚、肝臓、腎臓、腸など、さまざまな組織に取り込まれていて、その場所でＴＮＦ－αを分泌し続けている。これらのＴＮＦ－αは、組織細胞間の隙間を通して拡散し、周辺の細胞すべての代謝を活性化する。この結果、組織細胞はより多く栄養物を利用するようになり、この理由から、組織に取り込まれたマクロファージの機能は、栄養補給機能としてしばしば記述される。このような仕方で、組織細胞の代謝は、最適な状態にまで活性化され制御されている。

この最適な制御は、組織がＨＩＶ感染マクロファージを取り込むことによって乱されることになる。ＴＮＦ－αの産生はＨＩＶの感染によって一〇〇倍程度増加することが、何人かの研究者たちによって示されている。このような多量の活性化剤が組織細胞間の隙間に分泌されると、周辺の組織の代謝は炎症に相当する病的な状態まで上昇してしまう。ＨＩＶ感染マクロファージの周囲では、この炎症は細胞の死滅と破壊である壊死にまで発達する。この壊死は、せつ（おでき）の中心部の壊死病巣に類似している。この炎症の原因は、ＨＩＶが感染した単核細胞のマクロファージであるため、この症候は、感染マクロファージ由来の炎症に分類され、伝染性単核症（単核増加症）という一般的な名前で呼ばれる。

5　胸腺が破壊される末期エイズ

ＨＩＶの感染後、血中のウイルスの個数が十分なレベルに到達したときに、穏やかな伝染性単核症である、急性感染症状の臨床的な症候が短期間だけ現れる。短期間で終わるのは、抗体の産生、とくに抗ｐ２４抗体の産生によって、ウイルスの増殖が抑制されるからである。通常は、急性感染症状は、ほとんど何の壊死ももたらさない程度の炎症に限られ、跡形もなく消える。

引き続く潜伏期の段階では、ＨＩＶの増殖は抗ｐ２４抗体によって抑制されている。その結果、血中のウイルスの個数のレベルは低く抑えられ、伝染性単核症による炎症はまったく見られない動的な平衡状態が保たれる。臨床的には患者は完全に健康であると言われたとしても、検査室ではＴ４細胞の減少によって、あるいは血清中のβ２－ミクログロブリン（組織適合抗原の一つ）の増加によって病気の進行が感知される。不幸なことに、まだ解明されていない何らかの理由によってＢ細胞は突然に抗ｐ２４抗体の産生を停止する。この結果、血中のビリオンの個数は一〇〇倍に増加し、非常に多数のＨＩＶ感染マクロファージがさまざまな器官に取り込まれる。伝染性単核症のこの新しい段階、すなわちＡＲＣは、急性感染症状よりもはるかに強力で、期間が限られない。

ＡＲＣの段階に至った伝染性単核症によって最も大きな被害を受ける器官は胸腺である。胸腺は免疫系の維持において中心的な役割を演じている。骨髄で形成された未成熟なＴ細胞前駆細胞は胸腺に入り、そこで成熟して四種類の異なったタイプのＴ細胞となる。すなわちヘルパーＴ４細胞、サプレッサーＴ８細胞、ナチュラルキラーＴ８細胞、リンフォカイン活性化キラーＴ８細胞がそれである。この成熟過程はマクロファージの存在を、より正確にいえばマクロファージのＴＮＦ－αの存在を必要とする。成熟が起こる場所である胸腺皮質の一〇個の細胞のうちの一個はマクロファージであり、これらのマクロファージの極めて多数にＨＩＶが感染していたならば、ＴＮＦ－αの量は破壊的なレベルにまで達するだろう。炎症は壊死に発達し、Ｔ細胞前駆細胞が成熟を進めるための場所はまったく残されないことになるだろう。

ＡＲＣの段階での胸腺組織の破壊はコンピューター断層撮影によって明らかになる。胸腺の画像は次第に失われていく。そして、エイズで死亡した患者を解剖すれば、生物活性を示す細胞がまったくない支持組織の袋である間質だけが残されている。

胸腺の破壊によって、すべてのタイプのＴ細胞が血中より消える。Ｔ細胞はＨＩＶによって被害を受けたのではなく、単に形成されないのである。そしてＴ細胞の消失は免疫系の完全な崩壊を意味し、致命的な腫瘍と日和見感染の高い罹患率を示す〝臨床的エイズ〟の段階の到来を意味する。

6　エイズは治療不可能なのか

この段階ではエイズが治療不可能になることは容易に理解できる。胸腺は不可逆的に破壊されていて、再生しない。何らかの効果的な治療法によってＨＩＶが体内から完全に取り除かれたとしても、完全な免疫不全が続く。ＨＩＶはエイズによる死亡に、もはや決定的な役割を演じない。臨床的エイズの段階においてさえ、ＡＲＣの症候が悪化し続けることは事実である。そして、抗ＨＩＶ処置は患者の苦しみをいくぶん軽減できるが、このような治療法は致命的な結果をもたらす日和見感染や腫瘍には何の関係もない。

ジャクソンと彼の研究チームは、高レベルの抗ｐ２４抗体を含む他の患者の血清を大量に注射することによって、臨床的エイズの患者の血液からＨＩＶを完全に取り除いた。これらの研究者たちは血中からのＨＩＶの〝劇的な〟消滅、さまざまなＡＲＣの症候の緩和、体重の増加、患者の主観的な健康状態の改善を報告している。しかし、この論文はすべての患者が〝やがて〟日和見感染によって死亡したという文章で終わっている。

ジャクソンとは無関係に、カーパスの研究チームは、臨床的エイズ患者だけでなくＡＲＣの患者も同じように対象とした試験を行っている。第一報ではジャクソンと同じような良い結果が報告された。しかし、フローレンスでの最近のエイズ会議でカーパスは次のように報告した。すべての臨床的エイズ患者はそうこうしている間に死亡したが、ＡＲＣ患者は良好な状態を続けていて、これらのＡＲＣ患者の一部は、自分たちの専門的な活動を再開さえした。

明らかに臨床的エイズは治療不可能な病気であるが、胸腺が全面的には破壊されていないＡＲＣの段階では、エイズのそれ以上の進行はＨＩＶの除去によって少なくとも抑制できる。しかし、完全に治癒する可能性は恐らくまったくないだろう。なぜなら、免疫血清の注入が続けられなければ、重度の症候が再び出現することを、他の研究者たちが報告しているからである。これは容易に理解できることである。ＡＲＣの段階では、患者の体内では抗ｐ２４抗体はもはや産生されていず、わずか数個のビリオンが生き延びたとしても、これらは抑制されることなく増殖できるからである。

このことは無症候の潜伏期の段階には当てはまらない。この段階では、ほとんどの患者はＨＩＶの増殖を厳しく抑制するのに十分な量の抗ｐ２４抗体を産生している。恐らく抗ｐ２４抗体の少量の追加によってＨＩＶは完全に除去され、エイズの再発を十分に防ぐことができる可能性がある。このことは、実際の治癒を意味することになるだろう。

この楽観論は次の事実によって支持される。ときたま、以前にはＨＩＶ抗体陽性であった患者が、血中から自然にＨＩＶだけでなく抗体も消え、実際上、完全に健康に見えるようになることである。一九八八年のストックホルムのエイズ会議だけで無関係な四つの研究チームが、このような自然治癒の事例を報告した。同じような事例は、ほとんどは論文としては発表されていないが、さまざまな臨床医によって報告されている。

感染の初期段階に、なるべくならＨＩＶ抗体陽性になった後ただちに適切な抗ＨＩＶ処置を行えばＨＩＶ感染を実際に治癒することは決して不可能ではない。そして少なくとも、臨床的には健康状態にある無症候段階で病状の進行を止め、ＡＲＣと臨床的エイズの発症を防ぐという希望には十分に根拠がある。いずれにせよ、このやり方は、患者のＴ４細胞の個数が二〇〇個／㎣以下になるまで、つまり患者の胸腺が大部分破壊されるまで待ってから、患者の致命的な結果とはほとんど、あるいはまったく関係がなくなった段階でＨＩＶを除去し始めるよりも、より良いように思える。

現時点では、初期治療の適切な手段について事実に基づく推測を提案できるだけである。この提案には体系的な臨床試験だけが回答をもたらすことができる。これまで見かけ上の毒性から拒絶されてきた多数の薬剤が初期治療において有効だろう。そのなかから一例だけ検討してみよう。

スラミンは、培養細胞では強力なウイルス抑制作用を示すので治療薬として検討された。臨床的エイズの患者に投与すると、ＡＲＣの症候は軽減したが、日和見感染は防止できなかった。そこで、投与量は倍加され、さらに四倍にされたが、日和見感染は防止できず、非常に多量の投与量では深刻な毒性副作用が現れた。このためスラミンは〝有効でなく〟

また〝毒性が強すぎる〟として排除された。確かにスラミンは破壊された胸腺を元に戻すことはできなかったが、中程度の投与量においてさえ、ＡＲＣの症候を効果的に緩和し、ウイルス抑制剤として有効に作用した。ＨＩＶ感染の初期段階では抗ｐ２４抗体と相乗的に作用して、エイズの進行を決定的に停止させるのに役立つと思われる。

これまではウイルス抑制の抗エイズ剤は、エイズがＨＩＶの活動と無関係になった臨床的エイズの段階の患者で試験されてきた。これらの薬剤のいくつかは、初期治療において有効であるだろう。

多くの国では、ＨＩＶ感染患者のほとんどは病院によって管理されていて、定期的な検査を受けている。そして、臨床的なＡＲＣの症候が見られるまでに通常は何年かが経過する。その期間、同じような経費で、これらの患者は初期治療を受けることができるだろう。初期治療は、経費のかからない外来患者としての治療を必要とするだけであろうし、患者に大きな圧迫を与えたり、患者の専門的なあるいは社会的な活動を妨害したりするものにはならない。さらに、このような臨床試験は、一般的には無害な薬剤の低い投与量で行われるだろう。そして、このような試験は、過度の煩雑な手続きなしに開始できる可能性が高い。関係する人々の支持によって、このような臨床試験は極めて迅速に進めることができるはずである。

7　エイズによる死亡者数

エイズは一九八一年に初めて見いだされた。それ以来、いわゆる〝コホート〟と呼ばれるHIVに感染して血清検査で抗体陽性となった患者群で研究が行われている。一九八三年にはコホートの約一〇％が臨床的エイズにかかっていた。潜伏期は二年間と考えられていたので、まだ健康であるコホートの残りの九〇％は感染を克服したのであり、無事であると考えられた。

しかし一年後にコホートのまた別の一〇％が臨床的エイズとなった。そして、これ以降、同じことが毎年観察され、一九八六年末には臨床的エイズ患者数は、HIV抗体陽性者数の五〇％に近づいた。そして、これまでのところ、この一貫した上昇線が平らになるとか下降するような傾向はまったくない。楽観論者たちは、上限は六〇％から七〇％の間にあるだろうと見なしていた。今では、ほとんどの研究者は次のように考えている。潜伏期は一六年から二〇年間続き、月日がたっていけば、HIV抗体陽性者すべてが臨床的エイズとなり、死亡するだろうと。

感染者数の推定は容易ではない。感染者のほとんどは明確な病気の状態にはなっていないから、検査を受けにいく理由はまったくない。これまでのところ自国民のスクリーニング検査の完全実施に努力した国はまったくない。ほとんどの国で義務として行われている血液提供者のスクリーニング検査からの推定値は信頼性が低い。なぜなら、自分が病気であるかもしれないと疑っている人が自分の血液を提供しようとすることはありそうもないからである。

かなり妥当な推定値がＷＨＯによって作成されている。ＷＨＯは、生存、死亡に関わらず、認定された臨床的エイズ患者一人は、臨床的な症候を示さないＨＩＶキャリアー（保有者）一〇人に相当すると推定している。米国で行われた詳細な研究では、シバクとウォームザーが、生存中の臨床的エイズ患者一人がＨＩＶ感染者三〇〇人に相当すると推定している。報告された臨床的エイズ患者の約半数が生存中であることを考えると、この値はＷＨＯの推定値よりも高くなる。最後に一九八六年にストラスブール（フランス）で開催された会議では、生存中の臨床的エイズ患者一人はＨＩＶ抗体陽性者五五〇人に相当すると推定されている。

これらの推定値の意味を十分に理解するには、ＷＨＯから一九九二年三月三一日までに一六四ヵ国の四八万四一四八人の臨床的エイズ患者が報告されていることを思い出さなければならない。見いだされていない患者の可能性を考慮すると、全世界で臨床的エイズ患者の実数は二〇〇万人とＷＨＯは推定している。この推定値は、現時点では逃れることのできない苦しい死を待つだけの少なくとも二〇〇〇万人、ひょっとしたら一億人以上にものぼる感染者がいることを意味している。

このような死亡者数の社会的な影響は想像が困難である。ケニア政府は、二〇〇〇万人の国民のうち今後三年以内に二〇〇万人がＨＩＶに感染するだろうと推定している。これは単に人口の一〇％というだけではなく、経済的および性的に最も活発な人々なのである。効果的な治療法がただちに見いだされなければ、ケニアは、そして他の多くの国も同様に、経済的および人口的な大災害に直面することになるだろう。

第8章 エイズは予防できる

1 どうすればエイズになるのか

ＨＩＶはさまざまな仕方で患者から放出されるが、他人に感染をもたらすのはほんのわずかな場合である。

ＨＩＶは涙や唾液のなかに検出されるが、吐き出された唾や恋人との強いキスによって感染したという報告例はまったくない。文献のなかには、看護婦たちに何度も噛みついた暴力的なエイズ患者の例さえ見いだせるが、感染はまったく起こっていない。

ＨＩＶ抗体陽性の母親から、他人の赤ん坊に与えるために集められた母乳にＨＩＶが検出されたいくつかの事例があった。当然、これらの母乳は予防措置として廃棄されたが、胃からの経路によるエイズ感染を報告した研究者はこれまで一人もいない。

輸血や静脈注射の場合、ＨＩＶは血流に直接に入り、適切な宿主細胞に到達することが可能になる。血液提供者のスクリーニング検査と、さらには血液製品でのウイルス不活性化処理によって、この感染経路は遮断できる。注射キットを殺菌すること、あるいは、より望ましくは使い捨ての注射キットを用いることが重要である。しかし、第三世界の遠隔地にある多数の小さな病院では、このような単純なエイズ予防策さえ採る余裕がない。先進工業国は、発展途上国の医師たちに、エイズ感染の必要な予防策が採れるように財政的援助を与えるべきだろう。

薬物常用者たちには特殊な問題がある。彼らは、注射キットの共用を相互友愛の現れとしばしば見なし、無料の使い捨て注射キットの給付を拒絶さえする。しかし、この問題は生物学者よりも心理学者の担当である。

ＨＩＶ感染は主に性交によって拡大する。ＨＩＶ抗体陽性の人々の精液には、通常はＨＩＶを含むリンパ球とＨＩＶそのものが含まれていて、前者のほうがより危険である。性交によっては、たとえ生殖器官に微小な外傷や擦過傷があったとしても、遊離状態のビリオンはパートナーの血流に侵入できないと、現在では考えられている。しかし、リンパ球は何らかの外傷や炎症に対して化学的に誘引される。リンパ球はアメーバ運動を活発に行うし、生体組織の細胞層に入り込むための通路を開ける酵素を持っている。

外傷なしに感染が生じるのかどうかは、いまだにはっきりしない。頻繁に性交を行っても感染の確率が低いことは、生体組織の外傷だけを通して感染する可能性を暗示している。

パートナーの一方だけが最初に感染していた五七組の異性カップルを調査したザルツマンらの研究については、すでに述べた。一カップル平均二六九回の通常の性的接触の後に、健康なパートナーの三七％だけがＨＩＶ抗体陽転を示した。これは、七三〇回の性交につき一回の感染に相当する。先に述べたように何人かの研究者たちは、性交による感染は四〇〇回に一回程度と推定している。

幸運なことに、ＨＩＶは感染力が極めて弱い病原体である。乾燥処理、穏やかな加熱処理、そしてさまざまな薬剤処理によってＨＩＶを破壊できる。ＨＩＶは増殖するためには、血流に入り込み、マクロファージかＴ４細胞と出合わなければならない。しかし、ＨＩＶは、そうするための移動メカニズムはまったく持ってない。たとえＨＩＶがくしゃみによる飛沫によって他人の気管に、あるいは食物摂取によって胃に入ったとしても、ＨＩＶは粘膜表面に無力にとどまっているだけで、最終的には破壊される。

このことは、男性同性愛者での相対的に高い罹患率を説明するだろう。彼らの間では肛門性交（つまり直腸性交）が広く行われていて、肛門括約筋による狭い通路は、両方のパートナーの皮膚に擦過傷を生じさせやすい。さらに、直腸粘膜は薄く柔らかで、女性の膣の内壁の丈夫な粘膜に比べると、より容易に傷がつく。

にもかかわらず、エイズは決して男性病ではない。エイズは最初、男性同性愛者たちの間に出現した。恐らくこれは、この新しく製造されたＨＩＶが最初に男性受刑者で試験され、これらの受刑者が後に男性から男性へとうつしたからであろう（第二章参照）。最初、感染者の男性対女性の比率は、約二〇対一であったが、エイズはすぐに女性たちの間にも広がった。西ドイツでの八二万四九六四人の血液提供者のスクリーニング検査によって、一九八五年九月末でＨＩＶ抗体陽性の血液提供者の二五％は女性であることが判明した。同じような男女比はフランスからも報告されている。女性のＨＩＶ抗体陽性者の比率は米国ではいくぶん高い。全般的な傾向は、男性と女性の等しい比率に向かっている。

このことは、アフリカでは最初からエイズが男女同じ比率で出現した事実によって支持される。主な流行病学者たちによれば、アフリカでの初期の感染のほとんどは輸血が原因であった。欧州では、輸血者のほとんどは血友病患者であり、そして、この病気はもっぱら男性に現れることが知られている。しかし、アフリカでは血友病はほとんど見られず、ほとんどの輸血は鎌状赤血球貧血の患者に行われる。この病気では赤血球が小さく変形されて形成されるため、これらの赤血球は少量の酸素しか運搬できない。危機的な状態では、もしも患者に正常な血液を含む十分な量の血液をただちに輸血しなければ、患者は窒息死してしまうことになる。鎌状赤血球貧血は、男女同じ発生率で見られ、このことが、アフリカのエイズが男性と女性に等しく出現していることの理由であろう。

また別の感染源は、さまざまなワクチン接種、とくに肝炎Ｂ型ウイルスに対するワクチン接種であろう。これは非常に高価な治療法であり、一コースが約二〇〇ドルかかり、鎌状赤血球貧血での高価な輸血と同様、上流階級だけが利用可能なものである。恐らくこのことが、アフリカのエイズが裕福な住民層に広がっている理由の一つであろう。もちろん、また別の要因は、より良い教育が物質的な豊かさと結びついていて、エイズが広く流行している国々からの旅行者たちとの接触が促進されることである。

一九八六年八月にブダペストで開催された科学的な会議で、パスツゥール研究所の所長は、トコジラミ（南京虫）、ゴキブリ、ツェツェバエなどのさまざまな昆虫からＨＩＶが検出されたことを発表した。カはマラリアや黄熱病などの危険な病気を媒介することが知られているので、まず最初に疑われた昆虫であった。しかし、次の観察結果によれば問題ないようである。

カはすべての年齢の子どもたちを無差別に噛む。しかし、カが多数いる地域では、子どものＨＩＶ抗体陽転者は四歳以下に限られ、これらの子どもの感染者は母親から感染している。中間年齢の子どもたちは頻繁にカに噛まれても、ＨＩＶ抗体陽性とは決してならない。

トコジラミ（シメクス・レクツラリウス）では事情は異なるようである。多くの吸血性昆虫と同じようにトコジラミは血液凝固を妨げる唾液をいくらか犠牲者に注入する。しかし、トコジラミの食事が中断されて、すぐに再開されると、純粋な唾液ではなく胃の内容物がいくらか新しい傷口から注入される。ライオンズら（一九八六）は、トコジラミの食事の一時間後でさえ、胃のなかには損傷を受けていないHIVが存在して、これらのHIVは培養細胞中で正常に増殖することを見いだした。

何人かが同一のベッドあるいは同一のムシロ類などで寝る場合には、ある人から他の人へと、またすべての年齢の子どもたちへも、トコジラミによってHIV感染が容易に広がるだろう。実際に研究者たちは次のように報告している。トコジラミが殺虫剤によってほとんど撲滅されてしまった米国と比べると、トコジラミが極めて多数いる熱帯アフリカでは、中間年齢の子どもでのHIV抗体陽性者が約一〇倍も多いことである。

しかし、また別の重要なエイズ感染の経路は、母親から子どもへのHIVの〝垂直感染〟である。これまでのところ、子宮内での成長のどの段階でもHIV感染が生じるようである。しかし、この考え方に異論がないわけではない。いずれにせよ、HIV抗体陽性の母親の赤ん坊のほとんどは、HIV抗体陽性で生まれてくるか、生後間もなくHIV抗体陽性となる。赤ん坊は免疫活性をまったく持たずに生まれてきて、生後数ヵ月の間に免疫力をゆっくりと発達させるので、赤ん坊でのエイズの進行はしばしば劇的である。その間に、HIVは抑制されることなく増殖できるからである。

致命的な病気を持つ赤ん坊の誕生を避けるために、医師たちは通常は、妊娠中絶を助言する。しかし、さらに深刻な理由もある。出産時に母親は、新生児に抗体の貯え全部を与えて、出産後数日間、新生児が必要とするいくぶんかの免疫防御力を与えようとする。母親は、体内の免疫機構を動員して、これらの抗体をすばやく補充する。これによって、リンパ球は活性化され、休眠状態のプロウイルスが目覚め、恐らく母親自身のエイズの進行は危険なほどに加速されるだろう。

2　エイズウイルスの培養法

感染性の病原体に対する防御では、まず、病原体がいるのかどうかを知ることが必要である。このことは細菌では比較的容易である。細菌は人工培地によってシャーレのなかで培養でき、全操作は簡単に安価に行え、中程度の専門技術しか要しない。ところがウイルスでは事情が大きく異なる。ウイルスは自分自身の代謝をまったく持たず、生細胞の培地でのみ成長するため、それぞれの種類のウイルスに厳密に定まった種類の生細胞が必要になる。しかし、細胞の培養は高度な技術を要する。細胞培養には大型の高価な装置、高度な殺菌処理、多くの時間が必要になる。これは、ほとんどの細胞が、たいていは四八時間ごとに一回程度の非常にゆっくりとした細胞分裂によってしか増殖しないからである。

しかし、この後で本当のトラブルが始まる。培養細胞に致死的なウイルスを接種する。今や、これらの培養細胞は細心の注意をもって取り扱わなければならない。ウイルスが増殖を開始しても、細菌の培養のようには簡単な観察によっては、あるいは顕微鏡によって

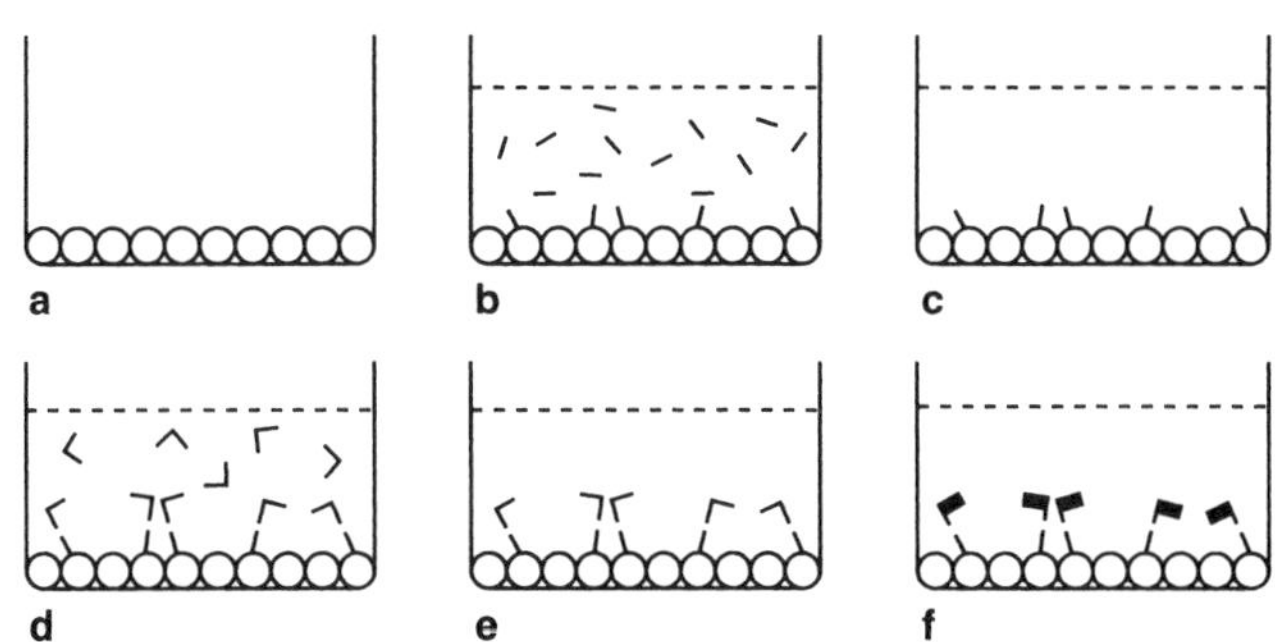

図19：ELISA 法による検査の手順。
a：透明なプラスチック製の容器の底を HIV タンパク質で覆う。
b：患者の血清を HIV タンパク質層に注ぐ。血清に HIV タンパク質に対する抗体が含まれていると、それらの抗体は、容器の底の HIV タンパク質層に結合する。
c：他の抗体とタンパク質を洗い流し出す。
d：免疫グロブリン（抗体）に対する抗体を添加する。これらの抗体分子の結合部位の反対側には、強い発色反応を触媒する酵素が結合されている。このような複合体分子が、HIV タンパク質層と結合した抗体に結合する。
e：抗体と結合しない複合体分子を洗い流し出す。
f：発色反応を引き起こす試薬を添加する。発色反応の強さは、HIV タンパク質層と結合した抗体の量に関係する。発色の程度は光学的に測定する。

さえも確認できない。ウイルスの存在は、それらが示す生化学的な活性によって、つまり、それらのウイルスに特異的な何らかの酵素の活性によって確認されるだけである。ＨＩＶの場合は、通常はレトロウイルスに典型的な酵素である逆転写酵素の活性である。

しかし、酵素はタンパク質であり、高温、毒物、放射線などに感受性を示す。生化学的な測定を行う溶液は、ウイルスを不活性化してはならず、測定は、活発に増殖しているウイルスがまさしく存在している最も毒性の強い条件のもとで行う必要がある。したがって厳格な安全対策が必要となる。これには、経費がかかり、時間を要する。ウイルスの直接的な培養は科学研究の課題であり、日常的な診断法として用いることができないことは容易に理解できるだろう。

新しい非常に有望な方法はＰＣＲ（ポリメラーゼ連続複製反応）法である。宿主細胞に取り込まれたプロウイルスは、ウイルスゲノムのＤＮＡ複製物であり、通常の細胞分裂時に行われるのと同じ仕方で、酵素であるポリメラーゼによって複製される。このＤＮＡ鎖の複製反応は何度も繰り返させることができ、最初のプロウイルスのゲノムの正確な複製物を何十億個も作り出すことができる。この手法は特異性と選択性が極めて高い。ただ一個のプロウイルスでさえ、実際的にまったくの誤りなく確認できる。不幸なことに、このPCR法はまだ非常に経費がかかり、これまでのところは、診断法としてよりは研究室での研究のために用いられている。

3　ＨＩＶ抗体でエイズ感染が分る

これまでのところエイズの診断法としては、感染が疑われる人間の血清に抗ＨＩＶ抗体を検出することだけが可能であった。ＨＩＶが健康な体内に侵入すると、免疫系がまだ正常であれば、侵入者のさまざまな抗原に対する抗体が産生される。エイズの最終段階においてのみ、免疫抑制が進行して、抗体レベルが検出不可能になる程度まで低下する。しかしエイズの最終段階では、数多くの臨床的な兆候が非常に強く現われてくるため、いずれにせよ誤診はありえない。

診断用の目的で広く用いられ、また、さまざまな商品名でさまざまなタイプのものが販売されている検査手法は、ＥＬＩＳＡ法（酵素抗体法、酵素結合免疫吸着剤アッセイ法）の原理を用いている。ＥＬＩＳＡ法では、ＨＩＶのさまざまな抗原が、つまり抗体の産生を誘発するさまざまなＨＩＶタンパク質が、透明な小容器の底に固定されている。これらのＨＩＶ抗原への抗体を含んでいると疑われる血清が、この容器に注がれる。抗体が含まれていれば、抗体は対応する抗原と結合する。血清の他のタンパク質すべては洗い流し出されて、残された抗ＨＩＶ抗体が、さまざまな化学的あるいは物理的な方法によって検出される（図19）。

これらの検査キットのほとんどは信頼できるが、約一％の疑陽性を生じさせるようである。これは、抗体が存在しないのに、抗体陽性の反応が現れるものである。したがって、陽性の検査結果は、同じ手法で再度検査され、その検査試験結果は、より信頼できる、はるかに経費のかかる手法で、つまり通常はウェスタン法（ＨＩＶのタンパク質を電気泳動で分けて濾紙に移し、濾紙上でＨＩＶ抗体と反応させ、これを酵素抗体法で発色させる方法）によって確認される。その後でのみ、患者はＨＩＶに感染していることを知らされる。

当分の間は、これらの検査キットは安価ではなく、高価な装置と多くの作業時間とを要する。いかなる政府も、定期的に全国民のスクリーニング検査を行うことは夢にも考えられない。検査のほとんどは、血友病患者、薬物常用者、男性同性愛者などのハイリスクグループ（危険群）に対して、そして当然のことだが血液提供者に対して行われている。医師たちは、抗体価の変化によってエイズの進行を監視している。また当然、何らかの疑しい性交を行ったすべての人間はいずれかの検査オフィスを訪れて、十分な安心を得るか、感染の場合にはどのように振る舞うべきかの助言を得なければならない。

しかし、血清検査の偉大な勝利の日はまだ到来していない。多数の研究チームがエイズの新しい治療法の研究を続けていて、それらの研究結果のいくつかは感染の初期段階で用いれば有望なように見える。このような治療法が用いられるようになれば、治療は時間との闘いになるだろう。感染初期でのＨＩＶの検出こそが、生と死の分かれ目となる。今後、エイズへの大反撃がなされなければならず、抗体の血清検査は基本的な武器となるだろう。

しかし、これまでのエイズの血清検査の手法すべてに共通した一つの不都合な点がある。それは感染してからＨＩＶ抗体陽性となるまでに時間がかかることである。しばしば、検出可能な抗体が初めて出現するのは、感染してから約六ヵ月後、あるいは輸血による大規模感染の場合には感染して二、三ヵ月後である。この六ヵ月間に、見かけ上はＨＩＶ抗体陰性となる患者は、感染を疑うことなく、何人かの健康なパートナーに感染を広げるだろう。感染の初期段階の六ヵ月間は、感染を広げるビリオンの個数が、抗体レベルと同じように低いことだけが頼みである。

4　エイズワクチンは可能か

エイズの最も効果的な防止法は、全住民へのあるいは少なくとも性的に活発な年齢層への予防ワクチンの接種であろう。この方法で、天然痘は地球上から姿を消し、また脊髄性小児麻痺（急性灰白髄炎）は多くの国で鎮圧された。ワクチンが効果を発揮するのは次のようなメカニズムによっている。

不活性化して殺した感染性病原体、あるいはもっと望ましいのは増殖するがまったく病気を引き起こすことがない毒力を弱めた病原体を健康な人間に接種する。この病原体への抗体が産生され、記憶細胞が形成されると、毒力を持つ病原体が新たに感染しても、ただちに抗体の産生が開始され、発症する前に病原体は殺されるのである。

抗ＨＩＶ抗体を産生させる試みでは、通常はＨＩＶのｇｐ１２０タンパク質（第六章七節参照）に相当するゲノム領域をワクシニアウイルスのゲノムに組み込む。ワクシニアウイルスは、天然痘でのワクチン接種に用いられてきた牛痘ウイルスである。このワクシニアウイルスは、接種部位でのわずかな安全な局所反応を生じるだけで、どのような病気も引き起こすことなく、われわれの体内で容易に増殖する。これによって抗体の産生が誘発され、その記憶された作用が長く保持される。ＨＩＶに由来する遺伝子によって、抗ｇｐ１２０抗体の産生が誘発され、同じような記憶効果が長く示されるだろうと考えるのは、もっともな希望的予測である。このような抗体は中和抗体として機能するだろう。また、この抗体はＨＩＶのｇｐ１２０部位に結合して、ヘルパーＴ４細胞のＣＤ４レセプターへのＨＩＶの結合を妨げるだろうと期待される。

しかし、このタイプのワクチンには重大な難点がある。抗ｇｐ１２０抗体はＨＩＶを中和するだけでなく、Ｂ細胞のレセプターに結合してヘルパーＴ４細胞の機能も妨げることをすでに述べた。他の種類のレトロウイルスを用いた動物実験では、エンベロープタンパク質に対する抗体の使用は、病的な反応を抑えるのではなくて、むしろ増してしまうことが示されている。

このようなワクチンには、また別の問題点もある。エイズの起源を取り扱う第一章で、ＨＩＶのゲノムは驚くような遺伝的不安定性を示すことを述べた。同一の患者から二年の間隔をおいて分離されたＨＩＶは、ゲノムのヌクレオチド配列を通常は一〇％程度まで変化させている。異なる患者からのＨＩＶの変異はさらに大きい。したがってワクチン接種は、ＨＩＶの一種ないし数種の変異株には有効だろうが、他の変異株には有効ではない。ｇｐ１２０が突然変異で変化して抗体が結合できなくなるまでの短期間しか、ワクチンによる防御は有効でない。実際にギャロ（一九八六）は、彼の研究室でいくつかのワクチンをすでに製造したことを述べているが、これらのワクチンすべてが限られた効力しかなかった。

また別の問題点は、ＨＩＶ感染の適切なモデル動物がいないことである。狂犬病ワクチンはイヌで、脊髄性小児麻痺ワクチンはサルを用いて試験された。しかし、エイズを発症させる動物はまったく存在しない。人間に最も近縁なチンパンジーでさえ、ＨＩＶ抗体陽転を示すだけであり、これも通常は時間とともに消え去る。このことは、ＨＩＶはチンパンジーのいずれかの器官で一時的に生き延びることができるが、マクロファージに感染しないので、免疫不全やキラー細胞の減少をまったく引き起こさないことを示している。

このために、チンパンジーを用いたワクチン試験は決して確定的なものにならない。ついでながら、チンパンジーは市場に極めて不足している。実際上、すべてのチンパンジーが、エイズビジネスに関心を抱く米国の製薬会社やそれらの企業への仲介業者によって即座に買い占められてしまっているように見える。いずれにせよ、チンパンジーの頭数は予備的な試験にさえ不十分なように見える。

いくつかの論文では、獣医たちが実験動物としてヒツジを用いているが、これらの論文は医学的な論文にはまったく引用されない。そして、ザイールの免疫学者であるルーフマが、ＨＩＶを数頭のヒツジに感染させることに成功し、エイズ類似の症状で死んだことを報告すると、彼は研究結果を公表しないように脅迫された。ヒツジはタブーなのである。

これは恐らく、われわれ二人を含めて、何人かの研究者たちがＨＩＶは人造ウイルスであり、新しい生物兵器を作り出すためにヒツジのビスナウイルスと人間のＨＴＬＶ－Ｉとを組み合わせて製造されたことの明確な証拠を提出してきているためであろう。

いずれにせよ、どのような形であれ、ワクチンの最終的な効力試験は人間で行わなければならない。当然、このような人体実験は、たとえ何らかの報酬が被験者に与えられたとしても、完全な自発性に基づいて、伴う危険性について十分な知識を与えて行われなければならない。確かに、このような人体実験の倫理についての議論はあるだろうが、次のことは忘れてはならない。ワクチンなしには、数百万人の若者たちが死亡するだろうこと、そして、このような状況のもとでは、成功の見通しがほんのわずかしかないワクチンの人体実験であっても、高い道徳的行為と見なされなければならないことである。

このような人体実験の難点は、ワクチンの接種後にＨＩＶに感染することに同意するボランティアが、これまでのところ欧州でも米国でも一人もいないということである。何社かの営利企業が、これらの危険な人体実験をアフリカの人々で行おうというすばらしい考えを思いついて、アフリカのいくつかの政府と接触さえ行った。その回答は例外がなかった。「承諾しましょう。しかし、ワクチンが有効であることが分れば、われわれの全国民のワクチン接種をあなた方の費用で行うことを約束してください」。製薬会社の社長たちは、これが余りに費用がかかりすぎることを理解した。

このことは、また別の問題点を気づかせる。現在のワクチンは、製造に大がかりな遺伝子技術を必要とし、非常に高価である。その一例は、肝炎B型ウイルスのワクチンである。このワクチンは、B型肝炎が多発している第三世界の国々で利用することを意図して約一〇年前に開発されたが、いずれの対象国も、このワクチンを購入できなかった。一人の人間のワクチン接種の一コースは二〇〇ドルもかかるのである。エイズワクチンは、それが利用可能になったとすれば、さらにもっと高額になるだろう。このようなエイズワクチンは、豊かな工業国ではかなりの防止策となるだろうが、第三世界の四〇億人の人々には防止策とはなり得ないだろう。第三世界の人々に対する唯一の援助策となるのは、高価な医療機器がまったくなしに行える、効果的で安価な治療法のみである。

5　より安全なセックスの方法

ワクチン接種が利用できるようになるまでの間は、エイズを防止する最良の方法は〝より安全なセックス〟を行うことである。この新しいスローガンの意味は性的禁欲や、古風な倫理観に頼ることではない。これに必要なのは、性生活のいくつかの側面の再考、パートナー同士が少しばかり正直になること、そして生理学的過程についてのいくらかの理解だけである。

はめを外すことのない一夫一婦主義の関係を長く保っているカップルは、どのような予防法も必要ない。はめを外すことがあったならば、できれば、その一時的な第三のパートナーも加えて、そのことを正直に話し合わなければならない。必要ならば血液検査を受ける。ほとんどの場合、もともとのパートナーたちは生活習慣を変えることなく、お互いの以前の関係に戻ることができるだろう。第三のパートナーの健康状態に何らかの疑いがあれば、最初の六ヵ月間はコンドームを使用することが賢明だろう。その後で、信頼できる血液検査を受ければ、それ以上の予防策はまったく必要ない。

若者たちはしばしば自由さを大いに発揮して、パートナーを頻繁に替えるので、ほとんどの場合、健康上の問題をきちんと話し合う機会はあまりない。しばしば、このようなパートナーたちは数回の接触の後に別れてしまうので、適切な健康管理ができない。

このような場合はコンドームの使用が安全装置となる。男性パートナーは、習慣的にコンドームを装着しなければならない。女性パートナーは、全エネルギーを用いてコンドームの装着を求めなければならない。これが健康であり続け、生き残る最良の方法である。

現在のコンドームはゴム製の袋であり、引っ張ってペニスに装着する。コンドームは非常に丈夫なので、強い圧迫によっても破れることはなく、同時に非常に薄くて柔軟なので、わずかな接触や動きも伝えることができる。コンドームの皮は非常に密なので、細菌もウイルスも、はるかに小さい水分子さえも通過することはない。

適当に滑らかにすれば膣への挿入や、受け身のパートナーにはより望ましい肛門への挿入も容易である。使用者の男性の一部は、コンドームを使用するとオルガズムがいくぶん遅く到来し、これがより長く持続することを認めている。これは大きな快楽であると通常考えてもよいだろう。コンドームを滑らかにするために脂肪やオイル状の物質は使用しないことが賢明である。これらはしばしばゴムを劣化させるからだ。植物性の粘液製品ならまったく問題はない。

次のことは理解されなければならない。コンドームはエイズに対する効果的な予防策となるだけでなく、ハイリスクグループ（危険群）で罹患率が非常に高い梅毒、淋疾、ヘルペスウイルス感染症などの性病の感染に対する予防策ともなることである。すでに述べたように、これらの病気すべてがエイズ感染への道に通じる。これらの病気への予防策がエイズへの予防策にもなり、より安全なセックスへの道にもつながる。

経口避妊薬が利用できるようになる前には、殺精子作用を持つ軟膏を膣内に入れた。軟膏は精子を殺して妊娠を防ぐだけでなく、あらゆる種類の病原体も殺す効果がある。塩化ベンザルコニウムなど、それらの薬剤のいくつかが、最近、チャーマンら（一九八七）によって試験され、非常に低量でＨＩＶを殺すことが分った。この薬剤は、いつの日かコンドームに置き代わるだろう。当分の間は、この薬剤は快楽と安全の両者を増す潤滑剤として使用できる。

コンドームは欧州人の基準からすれば十分に安価であるが、第三世界の国々では、相当に高い。この点に、各国政府や世界的な組織からの援助が緊急に必要とされる。エイズ患者を治療するよりも、ＨＩＶ感染を防止するほうがはるかに安くすむことを、常に心にとめておかなければならない。

親密な接触にはさまざまな方法があり、その危険性はそれぞれ異なる。安全だけを考えて、最愛のパートナーとのさまざまな接触の仕方を拒絶できる人はほとんどいないだろう。しかし、肛門性交は皮膚を傷つける可能性が大きいこと、また、十分に滑らかにしたコンドームが最良の予防策となることを忘れないようにしなければならない。口での接触は通常は滑らかで何の危険性もないが、これはしばしば、より危険性の高い膣による接触への前兆にすぎない。最も安全なセックスは、それがどのようなものであれレズビアンの女性同士の行為である。この種の性行為による感染は、これまでのところ一例も報告されていない。

この章を終えるに当たって、ひとつアドバイスしてみたい。それはエイズに感染しているパートナーと性交したことを知ったときに、パニックに陥ってはならないということだ。正常な膣による性交では、感染する可能性は恐らくは約四〇〇分の一であることを忘れてはならない。一〇〇回とか六〇〇回とかの性交でＨＩＶに感染するだけなのである。最初の一回目の接触でたまたま感染することは、ほとんど起こりそうもないことだ。したがって、感染の可能性がある場合はＨＩＶ抗体陽転となる六ヵ月間待とう。その間は、多分感染はしていないとしてもパートナーを守るためにコンドームを使用しなければならない。その後で血液検査を受けて、元気を回復し、再び幸福な生活が続けられるようにしよう。

第9章 社会問題としてのエイズ

1 家庭、学校、職場におけるエイズの受容

血清検査でのＨＩＶ抗体陽性という形でさえ、エイズにかかったことを知ることは、感染者にはショックである。これにどのように対処するか、これを社会の中でどのように取り扱うか、あるいは新しい適切な環境をどのように見いだすか——これらは心理学者の担当であり、ここでは生物学者は助言を与える能力はない。生物学者がなし得ることは、心理的な問題に関係するいくつかの基本的な条件を説明することである。

まず最初に、ＨＩＶの感染力は極めて弱いことを忘れないようにしなければならない。輸血によってエイズになる危険性は、血液提供者のスクリーニング検査と、保存血液の不活性化処理によってなくすことができる。薬物常用者たちは、もしも彼らに分別があれば、注射キットをパートナーから受け取る前に、それを煮沸するか、魔法瓶からの熱湯で洗浄

して、自分自身を守ることができる。ＨＩＶは九〇℃数分間の加熱処理で死ぬ。そして、これらの特別な場合を除けば、感染は主に性交によって起こる。

通常の日常生活では感染はまったく起こらない。同じ室内でエイズ患者と生活できるし、たとえ患者がくしゃみをしたとしても、同じ空気を呼吸できる。同じ食卓で食事できるし、殺菌することなく皿やスプーンを共用できる。バス・ルームも共用できる。感染者と剃刀や歯ブラシを共用するのは賢明ではないが、いずれにせよ、これらの共用は普通はないだろう。まったく危険なく、感染者と抱擁やキスを行えるし、トコジラミさえいなければ同じベッドで一緒に眠ることさえできる。

エイズ患者の医学的な看護にも驚くほど小さな危険性しかないように見える。感染症の普通の予防対策を採れば、感染はほとんど起こらない。主な感染原因は、エイズ患者に用いた注射針での不注意による刺し傷であるが、このようなまれな出来事においてさえも、看護婦のＨＩＶ抗体陽転は数例に見られるだけである。

歯医者へのエイズ感染の危険性が大規模に調べられた。歯医者が仕事中に掻き傷や刺し傷を負うことは珍しくないが、これまでに報告された、このような仕方での感染例は非常にわずかしかない。とはいっても、ゴム製手袋の着用が賢明なようである。歯医者からのエイズ感染については、これはあり得ないであろう。殺菌されていない器具を用いる歯医者はいない。

親密な接触の場合には、いくつかの特別な予防対策がとられなければならない（第8章5節参照）。エイズ感染によって二人のパートナーの既婚関係や、もっと自由な関係を壊す理由はまったくない。わずかなテクニカルな調整で新しい状況に十分に対処できる。

同じような理由によって、幼稚園、学校、あるいは全寮制学校に通うエイズの子どもは誰に対してもいっさい危険はない。集団ヒステリー状態のもとで米国のいくつかの学校では、親たちのグループが学校管理者側にエイズに感染した子どもを排除するように強要した。これは非常に残酷な処置である。エイズの子どもたちは大きな心理的問題を抱えている。このような状況のもとで、彼は友情と愛情を必要としているし、彼は〝他の子どもたちと同じようで〟ありたい、あるいは少なくとも、そう見えることを望んでいる。学校から排除されれば、彼は社会の除け者となる。誰もあえて彼と遊ばないだろうし、話を交わすことさえもなくなるだろう。大人のエイズ患者は、話し合える同年齢層の他の患者を見いだせるだろうが、子どもはひどく孤立したままになる。

いくつかの国では、エイズの子どもたちが学校から排除されるのを防ぐ特別な法律がある。この法律は、政府が援助する学校には効力を持つが、親たちの好意と資金に依存する私的な学校では、あらゆる種類の圧力がかかり、この法律の適用が阻止されるだろう。親たちへの啓蒙キャンペーンは、いくらか役に立つ。

同じことは、職場についても当てはまる。オフィスや工場でエイズ患者とともに働くことに危険はまったくない。長期間、彼は身体的にも精神的にも健康であり、他の人々に劣らず仕事をこなし続けるだろう。しかし、エイズ患者が解雇されることが、とくに労働組合が彼を保護してくれない小企業では頻発している。エイズ患者であると知られてしまえば、解雇された後に新しい仕事は恐らく見いだせないだろう。臨床的エイズを発症させるまでは、彼は法的に認められた病気にはまったくかかっていず、したがって保険による病気手当もいっさい受け取れない。その間、自分の生活費を稼がなければならず、しばしば家族も養わなければならない。通常、既存の法律は、患者に有効な保護を与えるのに明らかに不十分である。

法的な問題は頻発していて、さまざまである。高等教育は、生徒だけでなく、その社会にとってもとても高い経費がかかる。大学は、学生がＨＩＶ抗体陽性であり、経費のかかる専門能力を習得させても公共の利益のために短期間しか用いられないであろうからと、その学生を強制排除できるだろうか？　エイズに感染した市民は、軍隊や行政の公務に応募できるだろうか？　このような応募をする前に、市民に血液検査を義務づけるべきであろうか？　銀行は、負債を支払い終わる前にエイズで死亡されてしまうことを恐れて、住居の建築資金を融資する前に、融資申込者にエイズの血液検査を義務づける権利を持つだろうか？　保険会社は、保険料を受け取る前に、加入申込者にエイズのスクリーニング検査を義務づける権利を持つだろうか？　あるいは、保険会社は、もしも顧客がＨＩＶ抗体陽性となった場合には、保険料の値上げを行う権利を持つだろうか？

ほとんどの国では、特別なエイズ医療センターが医学的な助言だけでなく、法律的な助言も与えている。非常に有用なのは、たいていは健康な人々と病気の人々から構成されているエイズ・クラブであり、病気の人たちが必要な社会関係を維持する援助を行っており、また通常は医学的および法律的な相談も患者に与えている。しかし、少なくとも病気の最初の数年間、エイズ患者の生活を正常に保つために、なされなければならない多くのことが残されている。

2　妊娠とエイズの関係

ＨＩＶ抗体陽性の母親は、約五〇％の確率でＨＩＶに感染した赤ん坊を出産する。ＨＩＶ抗体陽性の赤ん坊は生き延びる可能性がほとんどないだけでなく、家族の残りの者の生活に重荷ともなる。さらに健康な赤ん坊が生まれたとしても、数年後には母親は死亡している。このような状態で、この世界に登場させることは、赤ん坊に対してフェアではないだろう。

出生時に赤ん坊に母親はほとんどの抗体を受け渡し、このことが母親の免疫不全を増すことも考慮されなければならない。母親と赤ん坊の両者のために、ＨＩＶ抗体陽性の女性には妊娠を避けることが強く忠告されなければならない。避妊は、現在の避妊薬を用いれば十分に容易である。避妊に失敗した場合には、可能な限り早く中絶しなければならない。ＨＩＶ抗体陽性の男性と健康な女性の場合には事情は異なる。死に向かいつつある最愛の男性から、少なくとも子どもをさずかりたいという欲求は、このような子どもが完全に健康に生まれてくる可能性が確実にあるのだから、いっそう正当であるし、尊重されるべきである。

以前に述べたように一回の性交でＨＩＶが感染する確率は恐らく約四〇〇分の一である。防護していない一回の性交で妊娠する確率は約一〇分の一である。したがって、エイズにかからずに妊娠する確率は約四〇分の一である。これは十分に大きな確率であり、精子はＨＩＶを運ばないので健康な子どもが受精によって生まれるだろう。

月経間のほぼ中間にある妊娠の可能性が最も高い数日間に防護していない性交を集中させれば、妊娠の確率は高くなる。期間を正確に決定するには婦人科医が相談に乗ってくれるだろう。また、避妊薬を一定の期間用いて突然に止めると、一回の性交によって妊娠する可能性が最も高くなる。止めた直後の短期間に妊娠の可能性は非常に高くなる。最適の期間は婦人科医と話し合うべきである。こうすると、感染することなく妊娠する可能性が最も高くなる。

この妊娠は、完全に安全にできる可能性が非常に大きい。スラミンあるいは抗ｐ２４抗体を注射しておけば、HIVを含む精液から女性の血流へ侵入するビリオンを中和でき、HIV感染への補助的な防御対策となるだろう。恐らく抗体は血中で数週間は残存するだろうから、腎臓から素早く除去されてしまう薬物よりも効果的であろう。いずれにせよ、この特別な場合には長期間にわたる治療ではなくて抗体の注射が一回必要なだけであり、抗p24抗体の望ましくない毒性副作用を心配する必要もない。見通しは極めて有望である。

3 政府もエイズを恐れる

患者だけでなく行政もまたエイズを恐れている。米国は欧州よりも二年先、中央アフリカよりも三年先を行っている。米国の現在の状況は、欧州とアフリカの近い将来の状況を暗示していて、この状況は極めて悩みが深い。カリフォルニア州知事は、一九八六年二月から九〇年までにカリフォルニア州内だけで七万四〇〇〇人のエイズ患者が治療を受けたと算定している。平均すると一人のエイズ患者は年間七五日間入院し、年間の医療看護におよそ四万五〇〇〇ドルの経費がかかる（三つの異なる推定値の平均である）。したがって、エイズ患者の医療看護は、カリフォルニア州だけで三三億三〇〇〇万ドルかかっただろう。実際に、このカリフォルニア州知事は三五億ドルの暫定予算を組んだ。米国全体では八七億五〇〇〇万ドルが必要とされるだろう。

西暦二〇〇〇年までに世界中で一億人のエイズ患者が死亡して、その大部分が米国にいると米国陸軍医務局は推定しているが、もしもこの通りであるとすれば、医療看護を現在のレベルで維持すると米国経済は崩壊する。効果的な治療法が極めて早急に見いだされない限り、米国のエイズ患者は粗末な隔離病棟の時代に戻るだろう。

医療看護の経費の問題は、第三世界のいくつかの国々ではすでに重大な問題になっている。病院の共同病室は建設できるだろうし、看護婦は自国で養成できるだろうが、医療を支える十分な製薬工業や電気工業がまったくない。検査キットは海外から購入して、現金で支払わなければならないし、これらに付随する分析装置もそうである。細胞とウイルスの培養のための機器や、心拍記録装置、断層撮影装置、音波診断装置などの高価な装置も、みな同じである。

第三世界の多くの国々には巨額の負債があり、利子の支払いに国家収入の大部分を費やしている。輸入の増大は、国民の生活水準のよりいっそうの悪化を意味し、これには恐らく国民の健康状態の劇的な悪化を伴うだろう。エイズが蔓延して、そして効果的なワクチンが市場に登場したとしても、第三世界の四〇億人の市民のワクチン接種を行う余裕が誰にあるだろうか？　このワクチン接種は今世紀最大のビジネスになるだろうが、誰も無料で接種は受けられないだろう。したがって、エイズは工業国では終息するかもしれないが、第三世界の人々は依然としてエイズで死亡し続けるだろう。

このことは、これが現実となる前に緊急に議論されなければならない。一日の遅れは、数千人の生命が失われることに相当するだろう。第三世界を救うという良い意図を持って開発されたものの、あまりにも高価で第三世界で利用できなかった抗肝炎B型ウイルス血清の悲しむべき例は、われわれへの警告となる。

資料1

エイズウイルスは米国陸軍のモンスター

ヤコブ・ゼーガル教授
クンナンダン・ネアによる独占インタビュー

ネア（以下N）——エイズは人間が作り出した病気だという結論に初めて至ったのは、いつですか？

ゼーガル（以下S）——約一六ヵ月前です。米国の科学者のM・エセックス博士が、エイズの〝アフリカミドリザル起源〟の伝説を発表した後です。エセックスと彼の共同研究者たちは、中央アフリカの野生状態のアフリカミドリザルの一〇四頭の集団を調べたと主張しました。彼らは、調べたアフリカミドリザルの五七％に、明らかに非病原性のレトロウイルスを見いだしました。エセックスは、曖昧な根拠に基づいて、アフリカミドリザルのこのレトロウイルスが、掻き傷や噛み傷による傷口から人間の体内に侵入してエイズウイルスとなったのであり、このアフリカミドリザルのレトロウイルスはＨＴＬＶ－Ⅲ（ＨＩＶ、エイズウイルス）に極めて似ていると述べました。

この後で米国のマスメディアは、このアフリカミドリザルのウイルスとＨＴＬＶ－Ⅲとが「互いにほとんど区別できない」と報じました。しかし、エセックスは、知られているいかなる専門雑誌にも、自分の考えと発見を発表しませんでした。それらは、（主に米国の）テレビと雑誌に登場し、司会者やレポーターたちに述べたてられましたが、エセックスからは一言もありませんでした。

われわれが知る限り、エセックスは自分の考えを二度だけ科学者仲間に示しました。最初は一九八五年の春にアトランタ（米国）で開催された第一回エイズ国際会議で、いかなる論文も提出することなくです。二度目は、一九八五年一一月にブリュッセルで開催された〝アフリカのエイズ〟のシンポジウムでですが、彼はたった一頁の文書を提出しただけでした！

エセックスは、科学の伝統に反して、科学的な論文によって自分の発言を補足することをいっさい行いませんでしたから、この一枚の文書が参照できるだけです。われわれは、エセックスの主張を〝伝説〟と呼んでいます。伝説は、信じることができようとできまいと、かまいませんから。実際、エセックスの主張は、事実に基づいていませんし、何も立証していません。われわれのいくつかの論文では、エセックスの〝エイズのアフリカ起源〟と〝アフリカミドリザル起源〟の伝説を論破しています。

今や、この〝アフリカミドリザル起源〟の伝説は葬り去られています。最近、パリで開催された会議（一九八六年六月のパリでの第二回エイズ国際会議）では、この問題に本気で取り組んだ一七編以上の科学論文が提示され、エイズはサル類やアフリカで起源したのではなく、米国で起源したことが立証されています。アフリカミドリザルのレトロウイルスが人間のＨＩＶに変化したことを示す証拠はまったくありません。このアフリカミドリザルのレトロウイルスは数百年間存在していました。実際にアフリカミドリザルがエイズの病原ウイルスの保有者であったならば、アフリカの全住民は、はるか昔に全滅していたでしょう。

N——あなたの主張を支持する米国あるいは西側の科学者はいますか？

S——多数います。英国王立医学アカデミーの会員であるＹ・Ｍ・Ｂ・シール博士、カリフォルニアのストレッカー教授、フランクフルト（西ドイツ）のポール・エーリッヒ研究所のクアト教授などです。これらの科学者たちは、このアフリカミドリザル起源説はもはや受け入れることはできないと述べています。ＨＩＶの由来は別として、これらの科学者たちは、私と同じように、アフリカでの最初のエイズ患者は一九八二年一二月に見いだされたと推測しています。米国での最初のエイズ患者は一九七九年の春に見いだされました。われわれは、エイズは米国からアフリカに伝播されたと考えています。エセックスが主張したような、アフリカから米国へという、逆方向ではありません。私の論文を見れば、私が引用している他の何人かの科学者の名前も見いだせるでしょう。

N――あなたの結論はどのようなものですか?

S――エイズは自然な仕方では生じなかったこと、エイズは米国での生物兵器の研究での〝漏出〟の結果であることです。エイズがアフリカに起源したという、根拠のない主張は、人種差別に基づく大きなぺてんであり、真実から一般の人々の注意をそらさせようとする米国の企みです。このような主張は中傷的で、お粗末で、ばかげています。『ガーナイアン・タイムズ』紙が指摘しているように、白人のつい最近の汚物を、黒人の家の玄関の前に集めてしまおうとする試みです。

N――エイズの病理を説明できますか?

S――臨床的エイズでは、体内の免疫防御は崩壊しています。これは、HIVによって引き起こされ、通常は数年にわたる病理過程の最後の段階です。このウイルスは、フランスのパリのパスツゥール研究所の科学者であるリュック・モンタニエが率いる研究チームが最初に発見しました。後の一九八三年に、米国のロバート・ギャロも見いだしました。HIVはヒト免疫不全ウイルスの意味ですが、このHIVは、マエディ/ビスナウイルス

(ヒツジに病気を引き起こすウイルス) とほとんど同一です。マエディ/ビスナウイルスは、ヒツジの脳細胞を致命的に破壊しますが、人間への感染性はありません。これは、このウイルスの粒子表面 (エンベロープ) に、ヒト細胞の細胞膜のタンパク質と結合するタンパク質がまったくないためです。

私の調査によって次のことが明らかになりました。HIVはビスナウイルスそのものではなく、HIVのゲノムには、また別のウイルスである、ヒトT細胞白血病ウイルスI型 (HTLV-I) のゲノムの一部と類似する領域があることです。このHTLV-Iは、人間に一種の血液ガンを生じさせ、T4細胞の内部で増殖します。

N——HIVは遺伝子操作の産物であるということですか?

S——そうです。このビスナウイルス類似のHIVは、HTLV-Iの遺伝子を獲得して、突然変異を多発させ、これによって、人間に感染するようになりました。ウイルスの遺伝子操作は、設備の整った実験室で行えます。

N——HIVがビスナウイルスとHTLVを組み合わせたものであると、どのようにして分るのでしょう?

S——実際に、HIVの感染によって免疫防御の崩壊がもたらされるだけではなくて、ビスナウイルスがヒツジで示すのと同じ仕方で、人間の脳細胞の変性も引き起こされます。たとえば、エイズによる死亡後の解剖では、調べた患者の八〇%の脳に重大な変化が見られ、生存中のエイズ患者の約四〇%には重度の神経症状が見られます。これはビスナ病に相当し、非常にゆっくりと発達します。ヒツジは一〇年から一五年後に死にます。

N——どのようにして、二種類のウイルスを遺伝子操作で組み合わせることができるのですか?

S——HTLV‐Iのゲノムの一部を、完全に異なるグループに属するビスナウイルスのゲノムに組み込みます。

N——それは、自然に生じますか?

S——現在まで、このような組み込みが自然に生じる仕方はまったく提案されていません。これは科学者たちの間での一般的な合意です。しかし、このような遺伝子の組み込みが〝遺伝子操作〟(つまり遺伝子を人為的につなぎ合わせること)によって可能であることを、誰もが知っています。このような遺伝子操作は、西側では軍部や企業の何百という非公開の実験室で行われています。

N——危険な研究ですか?

S——当然、このような研究には、とくに病原体を取り扱う実験室には、厳格な安全対策や安全規則があります。この種の研究には、最も高度な安全性が必要とされ、これはP4実験室と呼ばれます——〝安全性レベル4〟の実験室です。米国で最初のこのような実験室は、ペンタゴン(米国国防総省)の中央生物学研究所のフォート・デトリックの五五〇番建物の中に一九七七年の秋に開設されました。

五五〇番建物は、月旅行から帰還した米国の宇宙飛行士たちが隔離されて、検査されたセンターです。これは高度な安全性の実験室で数百万ドルの経費がかかっています。

N――ペンタゴンが遺伝子操作の実験を行っていたことの証拠は何ですか？

S――ブラッドフォード大学のアラステア・ヘイ博士は、一九六九年の日付のニクソン時代のペンタゴンの公文書を見つけだしました。この公文書は、人体の免疫系と医療に抵抗性を示す、新しい感染性微生物を製造するという、米国国防長官の決定を述べています。

ロンドンの『ガーディアン』紙に掲載された、一九七〇年の米国議会下院の歳出委員会レポートは、ペンタゴンの科学者が次のように証言したと述べています。「今後の五年から一〇年以内に、これまでに知られているいかなる病原性生物とも、いくつかの重要な側面で異なる新しい感染性微生物を製造することが可能になるだろう……われわれが感染症をほぼ制圧するのに頼っている、体内の免疫系と医療には恐らく対処できないだろう」

N――ペンタゴンは、なぜ新しいウイルスが必要だったのですか？

S――これは、敵国の住民を滅ぼそうとする、昔からある手段です。このことから軍人は、人体が自然な抵抗性をまだ発達させていない、新しいウイルスを開発しようとします。

前の大戦時には、日本は、アジア大陸で流行病を生み出すための病原体を開発しようとしました。古い時代にはペストが用いられました。米国は、朝鮮戦争の時に局所的ではありましたが、ペスト菌を感染させたハエを放ちました。

一九八一年にフォート・デトリックのペンタゴンの実験室から、チクングニアウイルスの培養液、数リットルがなくなっていることが、米国内の調査で一九八六年九月末に明らかになりました。この実験室の元室長のネイル・レビトは、このような培養液が大量に調製されていると、米国の法廷で宣誓の上、供述しています。このような大量のウイルスは、科学研究や、抗血清の調製のためには決して必要ありません。しかし、核兵器保有量に相当するこのような大量のウイルスは、大規模な軍事攻撃には必要となります。これは、生物兵器を禁止した国際条約の明白な違反です。

N——それは、ＨＩＶにも当てはまりますか？

S——米国政府は、生物兵器を調製し、貯蔵していました。ニクソン政権は、このことを明らかにしています。特別な実験室が、病原体を操作するために建設されました。一九七七年末に、フォート・デトリックで遺伝子操作の最初の産物が得られたと推測できます。それらの産物は、通常は人間で、米国刑務所の長期の受刑者たちでほとんどが試験されました。このような人体実験は、米国では奇妙なことではなく、放射線の影響を人間で試験したこともあります。米国議会の調査によって、放射線を試験されたと確認された人間は約七〇〇人いたことが示されています。

入院患者たちは、放射線症の経過を調べるために、放射性物質が入った食物を与えられたり、放射性物質を注射されたりしました。数年前にはカナダの精神病院で、CIAが幻覚剤の試験を患者たちに行っています。二年前に、カナダ政府は米国に補償を要求しました。

一九七七年に、ビスナウイルスのゲノムにHTLV－Iのゲノムの一部を組み込むことに成功して、それらの産物を受刑者たちに接種して、観察下に置いたと推測できます。HIVの感染は、流行性感冒や他の感染症に似た、いくぶん軽い断続的な発熱や下痢などをもって始まります。三週間から四週間後に、これらの症状は消え去り、被験者は、長期間、一年間から二年間にわたって、見たところ健康になります。最後に、〝臨床的エイズ〟の状態で病気が再出現します。

N――HIVは、最初、どのようにして研究室の外に出たのですか？

S――それは意図的ではなかった、恐らく偶然の出来事であったでしょう。人体実験を行われた受刑者たちは、恐らく、協力に対する報酬として、ある程度の観察期間の後に釈放されたと思われます。これらの受刑者たちの何人かは、恐らく男性同性愛者であったでしょう。釈放後、これらの受刑者たちの何人かは、当然、大都市、多分ニューヨーク市に向かったはずです。潜伏期間が一二ヵ月から一八ヵ月あるので、なぜ最初のエイズ患者が、ニューヨークで男性同性愛者たちの間に出現したのかが、容易に理解できます。したがって、エイズはアフリカから米国に伝播されたのではないことを、ここで再び、強調しておきたいと思います。

N――エイズが受刑者たちから広がったということの証拠は何ですか？

S――これは状況証拠に基づいています。ＨＩＶの最初の保有者たちはすでに死亡しています。彼らに訊ねることはできません。ＨＩＶはＰ４実験室から、厳重に防護されたフォート・デトリックから、どのようにして逃げ出せたのか？　なぜ、エイズは最初、男性同性愛者に現れたのか？　これらが考慮すべき状況要因です。エイズはニューヨーク市で、受刑者たちから男性同性愛のパートナーたちに最初は小さな仲間うちで広がったというのが、われわれの結論です。その後で、ＨＩＶはバイセクシャル（両性愛者）たちに、女性たちに、殺菌されていない注射針を通して薬物常用者たちに広がりました。その後で、米国から輸入した血液製剤を通して、また旅行者、売春婦、男性同性愛者たちなどを通して、欧州、アフリカ、アジアに広がりました。アフリカミドリザルが人間に噛みついたことによってではありません。確実にそうではありません。

N――エイズの〝アフリカ起源〟説と〝アフリカミドリザル起源〟説の根拠がまったくなくなったのはいつで、またこれが米国のメディアで広く宣伝されたのはなぜですか？

N――二つの説とも、ＨＩＶを製造したペンタゴンの犯罪的な責任、ＨＩＶの実際の米国起源を隠す目的で生み出されたと、私は確信しています。どのような研究論文としても示されることのなかったエセックス博士の主張は、ワタナベ博士が率いる日本人科学者の研究チームによる、それ以前に公表されていた研究結果に完全に対立するものです。日本人研究者たちは、さまざまなヒトレトロウイルスとサルレトロウイルスのゲノムを詳細に調べて、アフリカミドリザルのレトロウイルスはＨＴＬＶ－Ｉとほとんど同一であり、したがってＨＩＶとは似ていないことをすでに結論していました。

したがって、エセックス博士が提示した説は、意図的に誤った情報を与えようとした行為の現れであると思えます。彼のアフリカミドリザル起源説が、真面目な科学論文として決して公表されなかったのは驚くべきことではありません。さらに、エセックスの説がマスメディアで最初に報じられたすぐ後に、世界保健機関（ＷＨＯ）は、アフリカミドリザルのレトロウイルスとＨＩＶの間には非常にわずかな類似性しかないこと、そして、これらのウイルスが同じものではないことを公表しています。

ＷＨＯから発表されるこのような見解は、ただ一人の科学者の個人的な見解ではなく、世界中から集められた最良の科学者たちの何人かのグループの統一見解です。さらに、エセックスの説に従えば、ＨＩＶによってアフリカの人々はすでに絶滅してしまっているでしょう。そして、もしも、アフリカの人々がＨＩＶへの抵抗システムを持つのならば、われわれはワクチンを作れることになります。しかし、このようなことは成功していません。したがって、エセックスの説は作りごとです。

パリで開催されたエイズ会議では、五つの異なる研究チームが提示した一七編の科学的な論文において、アフリカミドリザルの起源〝説〟が完全に無効であることが立証されましたが、この会議の後になっても、エセックスの〝説〟が非科学的な宣伝に登場し続けていることは興味深いことです。同じようなことは、また別の説でも続いています。エイズは赤道アフリカの隔離されたいくつかの村で長期間〝風土病の形〟で存在していて、それらの村から、都市化の過程によって都市に出現し、ニューヨーク市に伝播されたとする説です。

この説は、いかなる現実とも一致しません。昔のアフリカの植民地と欧州とは人間が大きく混じり合っていました。欧州の兵士たちが植民地で働いていました。アフリカ人たちは欧州に渡りました。しかし、欧州にはアフリカからエイズが伝播されたのではありません。欧州のすべての国々では、例外なく、米国の男性同性愛者たちによってか、米国製の保存血液などを通してエイズが伝播されています。

最初のエイズ患者は一九七九年に米国ニューヨーク市に出現しました。欧州での最初のエイズ患者は一九八一年で、その他の国々では一九八二年でした。アフリカでの最初のエイズ患者は、一九八三年にＷＨＯに報告されました。したがって、すべての専門家たちは、エイズは、欧州に出現した二年後に初めてアフリカに出現したことを認めています。別の例をあげましょう。ケニアのナイロビの売春婦たちには、はっきりと区別できる二つの階層があります――地元向けの料金が安い売春婦たちと、外国人向けの料金の高い売春婦たちです。料金の高い（外国の顧客向け）売春婦たちからエイズが拡大していることが、研究によって示されました。われわれの結論は、エイズは一九八二年から八三年より前には、アフリカには存在しなかったということです。

一九八六年九月に公表されたWHOの統計によれば、世界中で三万一六四六人のエイズ患者が報告されています（したがって、西ドイツの週刊誌『シュピーゲル』誌が一九八六年の四八号で報じたような、アフリカに五万人のエイズ患者がいるようなことはあり得ない）。また、この統計数値によれば、全エイズ患者の八六％が米国にいることが示されています――米国から二万七一六六人の患者数がWHOに報告されています。西欧では三二一七人の患者数です。アフリカでは、たった一〇〇八人の患者数です（一九八六年一〇月三日付のWHOレポート参照）。

N――あなたの結論は何ですか、教授？

S――私の結論は、私の論文などで述べていて、それらでは、すべての根拠も示しています。結論をまとめれば、

＊ＨＩＶは遺伝子操作によって作り出された。

＊ＨＩＶは米国に起源し（ニューヨーク市で最初のエイズ患者）、世界中に広がった。

＊ＨＩＶは、知られている何らかのウイルスが生物的な自然なメカニズムによって変化したものではない。

＊ＨＩＶは、実験室で二種類のウイルスを組み合わせた結果であり、〝遺伝子操作〟の産物である。

＊いわゆるエイズのアフリカ起源〝説〟とアフリカミドリザル起源〝説〟は、ＨＩＶの製造と、人間モルモットを通した実験室からの偶然的なＨＩＶの漏出の責任を覆い隠すための、でっち上げそのものであった。

――一九八七年二月七日付の『ブリッツ』誌から許可を得て転載。

資料2

米国国防総省の生物化学兵器予算（一九七〇年）

第九一米国議会下院歳出委員会小委員会での公聴会

第一会期

国防総省歳出小委員会

ジョージ・H・マーン議員、テキサス州、委員長

L・F・サイクス議員、フロリダ州

グレナード・P・リプスコム議員、カリフォルニア州

L・ホウィッテン議員、ミシシッピー州

E・W・アンドルーズ議員、アラバマ州
ウィリアム・E・ミンズホール議員、オハイオ州
I・J・フラッド議員、ペンシルベニア州
ジョン・J・ローデズ議員、アリゾナ州
M・スラク議員、ウェストバージニア州
グレン・R・デイビス議員、ウィスコンシン州
H・P・アダボ議員、ニューヨーク州
E・エバンズ議員、コロラド州

マイケル・S、ラルフ・プレントン、ジョン・ガリット、ピーター・マーフィ、ロバート・ニコラス、ロバート・フォスター、スタッフ・アシスタント

第六部

予算および財務管理
国防長官活動費の予算
生物化学兵器
防衛の設備と調達

国防情報局
作戦と整備、国防局
調達、国防局
セイフガード弾道ミサイル防衛システム
ハイマン・G・リックオーバー提督の証言
米国議会議員、およびその他の個人および組織の証言

（一〇四頁より）

情報収集の分野では、意見の違いの余地が常にあります。混乱した状態で、さまざまな時期に、さまざまな部署を設けていくあらゆる組織が、その組織が設置されたときには予測できなかった問題を持つようになります。

リプスコム議員――委員長、もう少し発言したい。

将軍、あなたもご存知のように、この委員会には国防長官から「国防総省の情報収集手段の管理」と題された四月二九日付の覚書が提出されている。

この覚書が出されて、この委員会は力づけられたと思う。覚書の内容は、これまでの委員会レポートと、委員たちの意見のいくつかと一致すると思う。この覚書に大きな関心が払われ、協力が得られるようになることを心から望むし、そうなることを私は確信してい

る。

将軍——そうなると信じています。

リプスコム議員——ありがとうございます、委員長。

ホウィッテン議員——再度、ありがとう、将軍。あなたが出席してくれたことに対して、あなたとあなたの同僚に。

委員会は、陸軍の装備とミサイルの調達の検討を始めるために、月曜日に再召集される予定である。

一九六九年、六月九日、月曜日

化学兵器と生物兵器

証言

D・M・マッカーサー博士、米国国防総省研究技術部次長

B・ハリス博士、米国国防総省化学技術部副次長

K・C・エマーソン博士、米国陸軍研究開発部副次官補代理

W・S・ストーンJr准将、米国陸軍資材司令部資材要求部長

J・J・オシック大佐、軍事力開発スタッフアシスタントチーフ事務局生物化学兵器核兵

DEPARTMENT OF DEFENSE APPROPRIATIONS FOR 1970

HEARINGS

BEFORE A

SUBCOMMITTEE OF THE COMMITTEE ON APPROPRIATIONS HOUSE OF REPRESENTATIVES

NINETY-FIRST CONGRESS

FIRST SESSION

SUBCOMMITTEE ON DEPARTMENT OF DEFENSE APPROPRIATIONS

GEORGE H. MAHON, Texas, *Chairman*

L. F. SIKES, Florida
L. WHITTEN, Mississippi
E W. ANDREWS, Alabama
J. J. FLOOD, Pennsylvania
M. SLACK, West Virginia
H P. ADDABBO, New York
E. EVANS, Colorado[1]
GLENARD P. LIPSCOMB, California
WILLIAM E. MINSHALL, Ohio
JOHN J. RHODES, Arizona
GLENN R. DAVIS, Wisconsin

MICHAELS, RALPH PRESTON, JOHN GARRITY, PETER MURPHY, ROBERT NICHOLAS, AND ROBERT FOSTER, *Staff Assistants*

[1] ...rarily assigned.

PART 6

Budget and Financial Management
Budget for Secretarial Activities
Chemical and Biological Warfare
Defense Installations and Procurement
Defense Intelligence Agency
Operation and Maintenance, Defense Agencies
Procurement, Defense Agencies
Safeguard Ballistic Missile Defense System
Testimony of Admiral Hyman G. Rickover
Testimony of Members of Congress and Other Individuals and Organizations

---

Printed for the use of the Committee on Appropriations

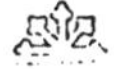

米国議会下院歳出委員会小委員会での公聴会の記録

器作戦行動会議システム・要求部長

マーン委員長――委員会に今日の午後はドナルド・M・マッカーサー博士が出席された。マッカーサー博士、ここに、あなたの略歴がある。

（マッカーサー博士の略歴は以下の通り）

ドナルド・M・マッカーサー博士はミシガン州デトロイトで一九三一年に生まれた。彼は、一九五四年にスコットランドのセント・アンドルーズ大学から理学士号（優等）を、そして一九五七年にエジンバラ大学よりX線結晶学の研究によってＰｈＤを得た。

その後、マッカーサー博士はコネチカット大学で一年間教えた。一九五八年にウェスチングハウス空気ブレーキ社の子会社であるメルパール社に入社した。メルパール社を辞めたときには、彼は化学・生命科学研究センター長であった。同社では彼は、機器のエンジニアリングから生物学までの幅広い学問領域に関わる、非常に多数の防衛プログラムと宇宙プログラムの運営と指導に責任を負っていた。これらのプログラムは、物理科学と生物科学の応用研究分野に当たる。宇宙機器、生命維持装置、化学物質と生物体の検出警戒装置などの開発プログラムに取り組むとともに、大規模な大気拡散実験の開発も行った。

一九六六年七月に彼は、国防長官事務局防衛研究エンジニアリングの研究技術部次長に任命された。

研究技術部次長として彼は、米国国防総省のすべての研究技術プログラムの運営に責任を負っている。彼が指導するこれらのプログラムは、ロケットとミサイルの推進学、材料テクノロジー、医学と生命科学、社会科学と行動科学、環境科学、化学テクノロジーなどの多様な分野にわたっている。彼はまた、政策開発と管理システム改善のために米国国防総省が管轄する七六個の研究所を監督して、現在と将来の軍事兵器の必要性を最も効率よく満たすことができるように、それらの研究所を組織化している。

事前のいくつかの注意

マーン委員長――次のことを述べておきたい。正式な公聴会の開始に先立って、この小委員会では、あなたの証言に含まれるであろういくつかの問題について非公式な議論を行った。

われわれは、米国の国防計画のすべての側面に非常に大きな関心を抱いている。この小委員会と議会は数年間にわたって、化学兵器と生物兵器に資金を与える歳出予算を支持してきた。これほど大きなプログラムもなかったが、大きな重要性を持つプログラムであった。

このプログラムの性質について恐らく大きな誤解があると思う。

あなたの証言のどの部分を議事録に残すのが適切であるのか、あるいは議事録にどうしても残したいと望むべきものなのか、確信が持てない。米国の安全を損なう可能性のあるすべてのことは記録に残すべきではないだろうが、しかし米国議会と米国市民には、すべての基本的な事実を知る権利が与えられているということもある。

さて、マッカーサー博士、文書による証言は行いますか？　あるいは、進行について何か提案がありますか？

マッカーサー博士――委員長、用意した証言文書はありません。進行について私が提案した仕方は、米国議会議員、報道機関、一般市民にとって最も関心が高いと思われる質問を出していただき、それらに答えるよう努めることです。

マーン委員長――それがよい進行方法だと思う。

マッカーサー博士――私はこの分野の事実をほとんど知っていると思っていますが、国家政策と、何人かの個人によって推進されてきた政策に関わることについては、それらが述べられている議事録を証言に含める権利を与えてくれるように望みます。

さらに、私はここに議論のためのメモを持ってきていて、これは、この分野のさまざまな問題を取り上げています。これを配布できると嬉しいのですが。このメモは機密扱いではありません。

これから私が話す題材のいくつかは機密扱いのものになるでしょうが、議論が進むに連れて機密扱いのレベルを指摘したいと思います。

マーン委員長——あなたは、国防総省によって、この証言を行う権限を与えられましたね。
マッカーサー博士——そうです、委員長。
サイクス議員——米国の立場についてのこのメモの作成者は誰ですか？

（一二〇頁より）

生物兵器の開発

サイクス議員——致死的生物兵器と、活動不能化生物兵器の両方について何か話してください。われわれが行いつつあることと、ロシア人が行いつつあることを。
マッカーサー博士——生物兵器が微生物であることは、皆さんのすべてがご存知のことと思います。開発する生物兵器は非伝染性のものでなければならないという政策を、米国は持っていました。つまり、この微生物が、ある人間から人間へと直接的には伝播されていかないということです。
フラッド議員——非感染性であっても、有効なのですか？
マッカーサー博士——これらの生物兵器は一次エーロゾルとして用いることができ、それを吸い込む人間が感染するという観点から言えば、これらの生物兵器は感染性です。その後では、これらの生物兵器は、私からあなたへと、たとえば昆虫などの媒介動物——たとえばカ——によって運ばれます。

フラッド議員——それらは有効で、感染性ですか？

マッカーサー博士——いいえ。

フラッド議員——分らないな、分らないな。

マッカーサー博士——伝染病の病原体は、それが強力な効果を示すだろうにしても、生物兵器としては有効になりません。病原体は、以前に私がそれとなく示唆したように、制御する手段がありません。病原体の散布に伴う流行病の経過を予測したり、制御する方法はまったくありません。

サイクス議員——米国での研究の進行状況と、米国の能力について話してください。

マッカーサー博士——米国の政策はいかなる伝染性の生物兵器も開発しないということであったことを再び強調したいと思います。これは、そのような生物兵器を使用してしまうと、それらの生物兵器が自国民に〝ブーメラン〟として戻ってこないようには、使用後の影響を制御できないからです。米国が研究を続けていた生物兵器によって引き起こされる典型的な感染症は、ツラレミア（野ウサギ病）、ロッキー山紅斑熱、Q熱、ベネズエラウマ脳炎などです。これらの感染症が自然に起こる病気でもあるという点で、これらの生物兵器は化学兵器とは異なっています。

サイクス議員——これらの生物兵器すべてが致命的なのですか？

マッカーサー博士――いいえ、これらの一部は致命的ですが、残りのものは致命的ではありません。

フラッド議員――どれかは感染によって遺伝的となりますか？　ある世代から別の世代へと？

マッカーサー博士――遺伝的な作用について問題にしているのであればノーです。生物兵器は、ほとんどの人々が完全には理解していなくて、このため、大きな誤解が一般に生じているのですが、生物兵器の限界について少し強調したいと思います。生物兵器は、多くの人々によって信じられているほどには効果的ではありません。

致死的生物兵器と活動不能化生物兵器

フラッド議員――致死的生物兵器と活動不能化生物兵器の記録を見よう（記録は以下の通り）。

（一二一頁）

生物兵器

以下のものは、生物兵器としての可能性を持つものである。これらは防御および攻撃の目的で研究が行われた。

活動不能化生物兵器　致死的生物兵器
Q熱を引き起こすリケッチア　黄熱ウイルス
リフトバレー熱ウイルス　ツラレミア（野ウサギ病）ウイルス
チクングニアウイルス　炭疽菌、オウム病因子
ベネズエラウマ脳炎ウイルス　ロッキー山紅斑熱のリケッチア

フラッド議員――さて、あなたの証言に戻ろう。

生物兵器の限界

マッカーサー博士――攻撃用の生物兵器の可能性について言えば、まず最初に、先に述べた政策上の制限を再び述べなければなりません。一般の人々が言っていること――すなわち、これらの生物兵器のいくつかが偶然に漏れ出て、世界を覆う、あるいは世界の主要な地域を覆う大規模な災害、すなわち黒死病タイプの伝染病が世界的に生じるということ――を、まさしく防ぐための政策として、われわれ自身に課した制限です。このような大災害は、米国が保有している生物兵器では恐らく起こらないでしょう。これが、米国が自

らに課している制限です。

しかし、議事録を正確に保つためには、われわれは、この制限から外れるいくつかの生物兵器についても研究をわずかだけ行ったことを述べなければなりません――このような研究を行った理由は、仮想敵国が米国に対してそれらの生物兵器を用いるかもしれず、米国は自らを防御する準備を行っていなければならないからです――この防御の目的のために、たとえば生物兵器のワクチンと、生物兵器の迅速な同定システムを、われわれは開発しようとしています。

また別の制限は、兵站上の負担の分析によって示すことができます。生物兵器を保存するためには、それらを常に冷蔵するか、フリーズドライ状態にしておかなければならず、このようにしても使用前の長期間にわたって保存することはできません。

また、それらの生物兵器が野外の紫外線にさらされると、病原微生物は死んでしまいます。

太陽光が病原微生物を殺してしまいます。したがって、生物兵器を有効とするためには、暗闇に紛れて散布しなければなりません。そして、暗闇の時間はそれほど長くはありません。暗闇が一〇時間あり、普通の平均的な風速が時速一〇マイル（一六㎞）から一五マイル（二四㎞）だとしましょう。すると、この生物兵器は、風下に一〇〇マイルから一五〇マイル程度しか移動せず、その範囲しか有効とはなりません。したがって、風上で散布することによって、大陸的な規模で有効にすることなどできないことは明らかです。

フラッド議員――それでは生物兵器は重要ではないのですか！　あなたの生物兵器の第一の目標は、住民や都市を攻撃することではなく、ある特殊な目的で、ある特殊な時期に、前線の限られた兵士たちを攻撃することですね、違いますか？

マッカーサー博士――答はイエスです。化学兵器に関する限りは、それらが戦術兵器であることに疑問の余地はなく、化学兵器の特徴に精通している誰もが、それらを戦術兵器と認めます。私としても、化学兵器を戦略兵器と認めることはできません。生物兵器は、戦術兵器としてよりも戦略兵器と見なされていますが、すでに私が指摘したような多くの限界があります。戦略的な利用について述べるときには、広大な面積が想定されています……。

（一二八頁より）

さらに、最近、サイゴンの米国大使館はＭＡＣＭ（南ベトナム軍事援助司令部）の協力のもとに、米国農務省のフレッド・トシアリー博士の援助を得て、この問題を再び調査して、同じ結論に達しました。しかし、彼――トシアリー博士――は、これまでのすべての研究によっては解明されていない、何らかの長期的、永続的な影響がないかどうかを調べるために、敵対行為の休止後に徹底的な研究を行うべきだと勧告しています。

サイクス議員――ハイウェイや公道用地をドライブすると、同じ情報が得られる。送電会社や電話会社や、下生えの灌木の成長を防ごうとする他の者たちが枯れ葉剤を用いている。下生えの灌木を少ないままにしておくためには、毎年何度も枯れ葉剤を散布しなければならない。

エマーソン博士――農務省はベルツビルに土地を所有していて、毎年レポートが一〇年以上にわたって作成されていますが、持続的な悪影響はまったく見られていません。

備蓄

サイクス議員――備蓄と輸送の分野に入ろう。まず最初に備蓄について話してください。

化学兵器

マッカーサー博士――まず最初に化学兵器では、米国の備蓄は――約半分がマスタードガスで、残りの半分が神経ガスです。この備蓄の約四分の一が兵器に装着されていて――残りは装着されていません。

最も優れた情報機関からわれわれが得ている推定値では、ロシアの備蓄量は米国の七倍から一〇倍となっています。

中国の備蓄量は――同じ程度に多いでしょう。われわれは、他の国々の備蓄量についてその他のしっかりした情報を得ていませんが、エジプトが最近イエメンで致死的な化学兵器を使用したことが報道されています。

現在では米国は備蓄用の化学兵器をまったく製造していないことを、ここで強調しておきたいと思います。過去に稼働していた米国の三つの製造工場は、現在は待機状態にあります。

われわれは、現在では生物兵器をまったく製造していません。

生物兵器

サイクス議員――ロシアの生物兵器の相対的な備蓄量については、何か知っていますか？

マッカーサー博士――……。

サイクス議員――活動不能化生物兵器についてはどうですか？　これらを、あなたは最も重要なものとしていましたね？

マッカーサー博士――そうです。実際、私が言及した生物兵器は、活動不能化用のものです。

ロシアの生物兵器の研究開発については、あまり多くをわれわれは知ってはいませんが、ロシア人たちは、われわれがこれまでに生物兵器として検討した病原体のほとんどについて、科学的な文献では隠すことなく公表しています。したがって、この同じ分野でロシア人たちも恐らく研究していると見なさなければなりません。

（一二九頁より）

人工合成の生物兵器

私が述べたいと思う二つのことが、生物兵器の分野についてはあります。一つは、驚くべき技術的な可能性があることです。分子生物学は非常に急速に発達している分野であり、優れた生物学者たちは、五年から一〇年以内に、人工合成の生物兵器の製造が可能になるだろうと推測しています。この生物兵器は自然には存在せず、これに対しては自然な免疫力がまったく獲得されません。

サイクス議員――その分野では米国は何らかの研究を進めていますか？

マッカーサー博士――やっていません。

サイクス議員――なぜやっていないのですか？　資金不足ですか、関心がないのですか？

マッカーサー博士――確実に、関心がないためではありません。

サイクス議員――この小委員会の議事録のために、研究に必要とされるもの、そのような研究プログラムの利益となる点、要する時間と費用についての情報を提出してくれますか？

マッカーサー博士――喜んでいたします。

（この情報は以下の通り）

分子生物学の分野では劇的な進歩が成されているので、生物兵器と、科学のこの分野との関連性をわれわれは検討した。専門家の小集団によって、この問題を検討し、以下の見解をまとめた。

1　これまでのすべての生物兵器は、自然に生じる代表的な感染症を利用したものであり、このために、世界中の科学者たちによってすでに知られている。これらの病原体は、攻撃あるいは防御の目的での研究のために、専門の科学者たちが容易に利用できる。

2　今後の五年から一〇年以内に、これまでに知られているいかなる病原性微生物ともいくつかの重要な側面で異なる新しい感染性微生物を製造することが、恐らく可能になるだろう。このような微生物の最も重要な点は、われわれが感染症をほぼ制圧するのに頼っている体内の免疫系と医療には恐らく対処できないであろうということである。

3　このことが実行可能かどうかを明らかにする研究プログラムは、一〇〇〇万ドルの総費用で約五年以内に完了できるだろう。

4　このような研究プログラムを開始するのは非常に困難であろう。分子生物学は比較的新しい科学である。この分野には高度に有能な科学者たちは多くはなく、それらの科学者のほとんどすべてが大学の研究室にいて、国防総省以外の資金源から一般には十分に資金援助を受けている。しかし、米国科学アカデミー－国立研究評議会（ＮＡＳ－ＮＲＣ）を通して、適切な研究プログラムを開始することが可能であると思われる。

この問題はＮＡＳ－ＮＲＣとともに検討され、暫定的なプランが、この研究プログラムを開始するために作成された。しかし、生物化学兵器への国家支出の減少、生物化学兵器の研究プログラムへの批判の増大、そして、このような議論の余地のある試みにＮＡＳ－ＮＲＣを巻き込むことへのわれわれの躊躇によって、過去二年間、これは延期された。

これは極めて論争の余地のある問題であり、大量の住民の大規模な殺戮のさらにまた別の手法を生み出すことを恐れて、このような研究はなされるべきではないと考える者も多数いる。一方、このような生物兵器が可能であるという確実な科学的知識と、それの製造方法の理解なしには、防御手段を考案するためになし得ることはほとんどないだろう。仮想敵国がこれを開発している場合には、次のことはほとんど疑えない。この分野が、適切な研究プログラムがまったくなく、軍事技術が劣っている可能性がある重要な分野であることである……。

資料3

経済動向財団（ワシントンDC）からフランク・C・カールーチ国防長官への請願書（一九八八年二月一〇日付）

はじめに

これは、経済動向財団から米国国防総省に向けた正式な請願書であり、一九六九年に開始された人工合成の生物兵器の製造での、歳出予算の要求とこの研究の実施におけるドナルド・M・マッカーサー博士と米国国防総省の行為を調査し、完全に解明することを求めるものである。この研究プロジェクトの明示された目的は、分子生物学の分野での進歩を利用して、人間の免疫系を逃れる、あるいは破壊する能力を持つ、新しい感染性ウイルスを製造することであった。

この正式な請願書はまた、米国陸軍ダグウェイ実験場の生物エーロゾル試験施設の排気についての、米国陸軍省による環境影響調査報告書に対する、経済動向財団の準備書面としての役割も果たす。米国陸軍省は、この排気環境影響調査報告書の作成をダイナミック社に依頼した。このダイナミック社の社長はマッカーサー博士であり、当文書で要求する調査によって、生物兵器の研究による環境影響を責任をもって評価する上で、マッカーサー博士の客観性と判断の妥当性には疑問が十分に投げかけられるであろう。

事実の記述

一九六九年六月九日の月曜日に、米国議会下院の国防総省歳出小委員会は生物化学兵器についての公聴会を開催した。公聴会の一部として、小委員会は、当時、米国国防総省研究技術部次長であったドナルド・M・マッカーサー博士による証言を得た。マッカーサー博士は次のように証言した。「分子生物学は非常に急速に発達している分野であり、優れた生物学者たちは、五年から一〇年以内に、人工合成の生物兵器の製造が可能になるだろうと推測しています。この生物兵器は自然には存在せず、これに対しては自然な免疫力がまったく獲得されません」

研究プロジェクトと経費についての情報の追加提供を求められて、マッカーサー博士は、レポートを小委員会に提出することを約束した。小委員会に提出されたレポートは、注目すべき文書であった。このレポートによれば、米国国防総省は、分子生物学の分野の〝専門家たちの小集団〟を召集した。これらの科学者たちは、五年から一〇年以内に「これまでに知られているいかなる病原性微生物ともいくつかの重要な側面で異なる新しい感染性微生物を製造する」ことが、実際に可能であろうと結論した。「これらの微生物の最も重要な点は、われわれが感染症をほぼ制圧するのに頼っている体内の免疫系と医療には恐らく対処できないであろうということである」。この国防総省のレポートは、新しいウイルスを製造するための経費は約一〇〇〇万ドルであり、この研究プロジェクトは完了するまで約五年を要するだろうと推定していた。

このレポートは次のように結論する。「これは、極めて論争の余地のある問題であり、大量の住民の大規模な殺戮のさらにまた別の手法を生み出すことを恐れて、このような研究はなされるべきではないと考える者も多数いる。一方、このような生物兵器が可能であるという確実な科学的知識と、それの製造方法の理解なしでは、防御手段を考案するためになし得ることはほとんどないだろう。仮想敵国がこれを開発している場合には、次のことはほとんど疑えない。この分野が、適切な研究プログラムがまったくなく、軍事技術が劣っている可能性がある重要な分野であることである」

この国防総省のレポートには、米国科学アカデミー国立研究評議会（NAS－NRC）との間で、研究を進める合意がすでになされていることが述べられている。このレポートによれば、国防総省とNAS－NRCは、この〝スーパー〟ウイルスの開発プランをすでに検討していた。科学アカデミーには、この新しいウイルスの開発に関する、国防総省と科学アカデミーとの会合と検討の議事録の公開をすでに要求した。科学アカデミーは議事録は公開しないと回答した。引き続く調査で次のことが明らかになった。国防総省から科学アカデミーに提案のあった時に、科学アカデミーは非常に不安を抱き、このため、科学アカデミー総裁は米国大統領科学顧問に、この研究プログラムに科学アカデミーは関与しないと通知した。

後天性の免疫力をまったく生じさせない生物兵器ウイルスを製造する、この研究プロジェクトの経過は不明なままになっている。

要求

したがって、経済動向財団は国防総省に対して、一九六九年の米国議会証言に述べられている研究プロジェクトの完全な調査を行うことを正式に要求する。この研究プロジェクトに関与している可能性がある、米国科学アカデミーと米国国立衛生研究所（NIH）を含む、その他のすべての政府機関の関連する活動も、この調査に含まれなければならない。最終的には、この研究プロジェクトでのマッカーサー博士の関与の程度が、完全に解明されなければならない。

この調査には、とりわけ次のことが含まれなければならない。

1　米国議会の証言に述べられている、米国国防総省の研究グループの構成と活動の詳細な公表。

2　この研究プロジェクトに関する国防総省／NAS－NRCの会合、および他の政府機関のすべての会合の議事録のすべての公表。

3　この研究プロジェクトのもとで行われた、何らかの、およびすべての研究の完全な内容説明。

4　この研究プログラムの最終的な処理。

結論

米国議会でマッカーサー博士が提案した生物兵器の研究についての即時の完全な調査は次の点で重要である。一つは、存在している議事録を公開させるためであり、もう一つは、生物兵器の研究を組織し、開始し、評価したときの、マッカーサー博士と国防総省の判断の妥当性、客観性、正直さを明らかにするためである。生物兵器の研究への歳出予算がさらに認められ、一般の人々から支持があるかどうかは、米国陸軍と国防総省が、軍事研究のこの議論の余地ある分野における過去の行為と判断について十分に説明することに最終的には関わっているに違いない。十分に説明できているかどうかは、過去のすべての行為が完全に記載され、これを知ることができる、国防総省の生物兵器研究に関わる十分で完全な公記録の提出によって、明らかになるのみである。

当財団が要求する調査は、米国陸軍が、排気環境影響調査報告書の作成をマッカーサー博士に委託することに決めたことと、とりわけ関係している。米国陸軍は、上に述べた極めて議論の余地のある生物兵器の歳出予算を積極的に求める際のかつてのマッカーサー博士の関与を十分に承知した上で、これを委託しているのである。

ジェレミー・リフキン

米国科学アカデミー
米国国立衛生研究所（NIH） 責任者殿
米国陸軍ダグウェイ実験場

資料4

世論の圧力のもとに陸軍は生物兵器実験室の計画を縮小する

R・ジェフリー＝スミス
スタッフ・ライター
ワシントン・ポスト紙

米国陸軍は、世論の圧力に屈して、遺伝子工学を用いて製造される病原体を含む、最も致命的な生物兵器を研究するために、科学者たちにとって世界で最も安全な実験室を建設する計画を縮小したと、昨日発表した。

この結果、新しい実験室――ソルトレイクシティ（ユタ州）の七〇マイル（約一一〇km）南方にある米国陸軍ダグウェイ実験場に一九九一年に建設される――では、最も厳格な安全対策を採る必要はなくなるが、吸入したときに致死的な病気を引き起こす危険性があまり大きくない細菌とウイルスが研究されることになるだろう。

不評の実験室の建設案を修正する陸軍の決定は、この秋の選挙戦で民主党の対立候補に遅れをとったノーマン・バンガーター共和党ユタ州知事と、ダグウェイ地域から選出されたジェイムズ・V・ハンセン下院議員（ユタ州共和党）とからダグウェイ実験場での共同記者会見で昨晩、発表された。

二人は町の住民に対して一時間にわたって語った。住民たちは、最も精巧な実験室を建設しようとする陸軍の最初の建設案に反対するために、公聴会に出席する予定であった。この実験室の建設案は、オリン・G・ハッチ上院議員（ユタ州共和党）、ウェイン・オウインズ下院議員（ユタ州民主党）、ユタ大学の科学者たち、そしてバイオテクノロジーの批判者であるジェレミー・リフキンらによっても反対されていた。

「陸軍が自主的にユタ州住民に歩み寄ったことを、私は高く評価する」とバンガーター知事は述べる。「ダグウェイ実験場で何が起こっているのか分からなかった初期の頃からすると、長い道のりだった」

米国陸軍のスポークスマンであるジョセフ・ディーリィ少佐は、この決定には「今後五年間にダグウェイ実験場の実験室で予定されていた、生物兵器の防御法の研究に対する最近の批判」が影響していると述べる。

この実験室に予定されていた並外れた安全対策は行き過ぎであると、陸軍は判断したと、ディーリィ少佐は述べる。なぜなら、この実験室では、ワクチンがまったく存在しないようなものを含めて、致死的な病気を引き起こす大きな危険性を持つ、新型の生物兵器について研究を行う予定はなかったからである。

わずかな数の高度な安全性を持つ政府施設のみが、現在、このような生物兵器の研究を認可されていて、このような施設には、レベル4の生物的安全性を持つとして公式に分類されている、メリーランド州フォート・デトリックの陸軍実験室が含まれる――レベル4は可能な最高の安全性である。

レベル4の実験室での作業員は、通常は特殊な気密室を通して実験室に出入りし、作業者一人ひとりに個々に酸素供給が行える防護服を着用し、作業交替時には防護服の汚染を除去するために、シャワーが浴びせかけられる。致死的な病原体の拡散を防ぐために、実験室の空気はフィルターで濾過され、廃棄物は焼却されて病原体が除去される。

ダグウェイ実験場の実験室では生物的安全性のレベル4が必要になる生物兵器についての研究を行う計画はまったくないと陸軍は絶えず述べていたものの、レベル4の実験室を建設する許可を求めた。将来におけるなんらかの必要性に備えてである。必要とされた経費は五三〇〇万ドルであった。

今回の新しい建設案によれば、ダグウェイ実験場の新しい実験室は、生物的安全性のレベル3の必要条件を満たすように建設される。この実験室では、陸軍のレポートによれば「エーロゾルによる感染の可能性が実際にあり、致死的な感染症が引き起こされ得る」生物兵器についての研究が予定されている。

この実験室には、エーロゾル状態でウイルスを噴霧する新型の特殊な装置が備えられる。これによって、現在、フォート・デトリックやダグウェイ実験場にすでにある生物的安全性のレベル3の実験室で実施するよりも、さらに実際的な防護用の装置や設備の試験を、陸軍は行うことができるようになるだろう。

新しいレベル3の実験室での作業者は、ガウン、手袋、外科手術用マスクを着用し、フィルター付きの排気管を配した特殊なキャビネットの中で、最も危険な実験を行う。しかし、世界で最も安全なレベル4の実験室での作業者とは異なって、レベル3の実験室の作業者には、一人ひとりに酸素供給を行う必要はなく、実験室を退出するときにシャワーが浴びせかけられることもない。

陸軍のレポートによれば、排気管は実験室内の作業場所の空気を実験室外に排出するが、排出する前にこれらの空気を濾過する必要もない。

このような実験室は、炭疽、Q熱、ツラレミア、脳炎などの感染症を引き起こす生物兵器の防御法の効果を試験するために必要で、「作業者と環境は十分に防護される」と、ディーリィ少佐は述べる。

フォート・デトリックの実験室は「将来に、生物兵器の研究で生じる何らかの必要性を満たすために用いられるだろう」と、彼は述べる。より高度な安全性を得るための「物理的封じ込めのために……」。しかし、拡張案は全くない。

ワシントンに本拠地を置く経済動向財団の責任者であり、米国陸軍の生物兵器の研究プログラムに対するいくつかの訴訟発起人であるリフキンは、この決定は「明確な勝利である……」と述べた。

オウインズ下院議員は「その戦術的策略によって」陸軍を祝した。「……生物兵器の研究を拡大しようとする陸軍のもくろみの、完全な敗北は避けられたのだから」。

しかし、オウインズ下院議員は次のように付け加える。「生物兵器の研究の安全性についての重要な多くの疑問には回答のないままである」。文民の科学者たちが「より良い監視を行うという、明白な必要性」も満たされていない。

――『ワシントン・ポスト』紙、一九八八年九月二〇日（火曜日）から許可を得て転載。

文献

本書で引用した一〇〇本近い科学論文のうち、以下のものだけに完全な出典を記す。以下の文献は、エイズについてのわれわれわれの仮説をたてる上で重要だったものか、今なお議論されているいくつかの問題を取り扱ったものである。関心を抱く読者には、他の文献の情報も喜んで提供したい。Leipziger Strasse 43, 1080 Berlin の Prof. Jacob Segal まで連絡されたい。

Alizon and Montagnier, Nature, 312, p.757, 1984.

Chermann, *et al.*, AIDS-Forschung, 2(2), pp. 85-86, 1987.

Clavel, *et al.*, Second International Conference on AIDS, Paris (1986), Lecture 79: S1 3e.

Clavel, *et al.*, Nature, 324, pp.691-695, 1986.

Coffin, Cell, 46, pp.1-4, 1986.

Gallo, Scientific American, 225(12), pp.78-79, 1986.

Gallo, *et al.*, in Tumor Virus-Host Cell Interaction, New York, pp.337-352, 1975.

Gillespie and Gallo, Bibl. Haetamol, 43, pp.576-581, 1975.

Gonda, *et al.*, Science, 227, pp.173-177, 1985.

Gonda, *et al.*, Proc. Natl. Acad. Sci(USA), 83, pp.4007-4011, 1986.

Hahn, *et al.*, Science, 232, pp.1548-1553, 1986.

Hirsh, *et al.*, Proc. Natl. Acad. Sci(USA), 83, pp.9754-9758, 1986.

Kitchen, *et al.*, Nature, 312, pp.367-369, 1984.

Komuro, *et al.*, Virology, 138, pp.373-378, 1984.

Kreiss, *et al.*, New Engl. J. of Med., 314, pp.414-418, 1986.

Levy, *et al.*, Proc. Natl. Acad. Sci(USA), 83, pp.7935-7937, 1986.

Lyons, *et al.*, The Lancet, 2, p.45, 1986.

Nahmias, *et al.*, The Lancet, 1, pp.1279-1280, 1985.

Newark, Nature, p.290, 1987.

Segal and Segal, Biophysikalische Aspekte der Immureaktion, Thieme-Verlag Leipzig, 1974.

Smith, Science, 224, pp.1215-1216, 1984.

Tchibangu, La Monde, dated 19-2-1986.

Tchibangu, Elima (Kinshasa) dated 16-1-1987.

Van den Akker and Hecker, The Lancet, 2, p.672, 1986.

Watanabe, *et al*., Virology, 144, pp.59-65, 1985.

Yarchoan, *et al*., The Lancet, pp.575-580, 1986.

Yarchoan, AIDS-Forschung, 2(3), p.116, 1987.

カ

サ

索　引

[著者]

ヤコブ・ゼーガル（Jacob Segal）

1911年生まれ。大学1年までドイツ在住。ヒトラー政権成立以後フランスへ移り、1936年にツールーズ大学で科学修士号。その後、パリのフランス大学の感覚生理学研究室で研究を行い、1940年にソルボンヌ大学（パリ大学）より生理学博士号を得る。第二次世界大戦中はフランスのレジスタンス運動に積極的に参加。1945年にはパリの国立科学研究センターの研究主任に任命される。1953年にベルリン（東ドイツ）のフンボルト大学に招聘され、理学部の一般生物学研究所を組織し、同研究所所長に就任。専門はタンパク質の分子構造、細胞の基本的な機能におけるタンパク質の役割、免疫学。これらの領域で論文多数。1971年にフンボルト大学名誉教授。

リリー・ゼーガル（Lilli Segal）

1913年生まれ。ベルリンで育つが、1933年からはツールーズに移る。1936年にツールーズ大学より農学士号。1936年から1940年にはパリに在住して、科学文献管理の仕事に従事。第二次世界大戦時にはフランスのレジスタンス運動に参加するが、1943年に逮捕、監禁され、強制収容所に送られる。1944年に強制収容所より脱走し、1945年にパリに戻る。1946年、工業化農業国際委員会で書類管理者として勤務。パリ国立図書館より科学文献管理者の資格を得る。1953年にベルリンに戻る。1956年に一般生物学研究所に加わり、1961年に農学博士号。ヤコブ・ゼーガル博士夫人。

[訳者]

川口啓明（かわぐち ひろあき）

1951年愛媛県生まれ。大阪大学理学部卒業。東京大学大学院を修了後、宮崎医科大学医学部助手、日本生活協同組合連合会勤務を経て、翻訳著述等で活躍。著訳書に、『だいじょうぶ？ いまの食品添加物』（同時代社）、『遺伝子乗っ取り』（共訳、紀伊國屋書店）、『遺伝子組換え食品』（共著、文春新書）などがある。

本書は『悪魔の遺伝子操作——エイズは誰が何の目的でつくったのか』（徳間書店、1992年）を改題した新装版です。

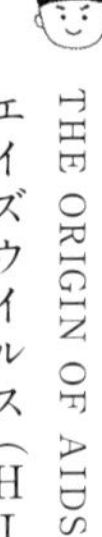

THE ORIGIN OF AIDS
エイズウイルス（ＨＩＶ）は生物兵器だった

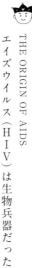

第一刷　2021年1月31日

著者　ヤコブ&リリー・ゼーガル
監修　船瀬俊介
訳者　川口啓明

発行人　石井健資
発行所　株式会社ヒカルランド
〒162-0821 東京都新宿区津久戸町3-11 TH1ビル6F
電話 03-6265-0852　ファックス 03-6265-0853
http://www.hikaruland.co.jp　info@hikaruland.co.jp
振替　00180-8-496587

本文・カバー・製本　中央精版印刷株式会社
DTP　株式会社キャップス
編集担当　上川卓也

ISBN978-4-86471-964-3

不思議・健康・スピリチュアルファン必読！
ヒカルランドパークメールマガジン会員（無料）とは??

ヒカルランドパークでは無料のメールマガジンで皆さまにワクワク☆ドキドキの最新情報をお伝えしております！　キャンセル待ち必須の大人気セミナーの先行告知／メルマガ会員だけの無料セミナーのご案内／ここだけの書籍・グッズの裏話トークなど、お得な内容たっぷり。下記のページから簡単にご登録できますので、ぜひご利用ください！

◀ヒカルランドパークメールマガジンの登録はこちらから

ヒカルランドの Goods & Life ニュースレター「ハピハピ」
ご購読者さま募集中！

ヒカルランドパークが自信をもってオススメする摩訶不思議☆超お役立ちな Happy グッズ情報が満載のオリジナルグッズカタログ『ハピハピ』。どこにもない最新のスピリチュアル＆健康情報が得られると大人気です。ヒカルランドの個性的なスタッフたちによるコラムなども充実。２～３カ月に１冊のペースで刊行中です。ご希望の方は無料でお届けしますので、ヒカルランドパークまでお申し込みください！

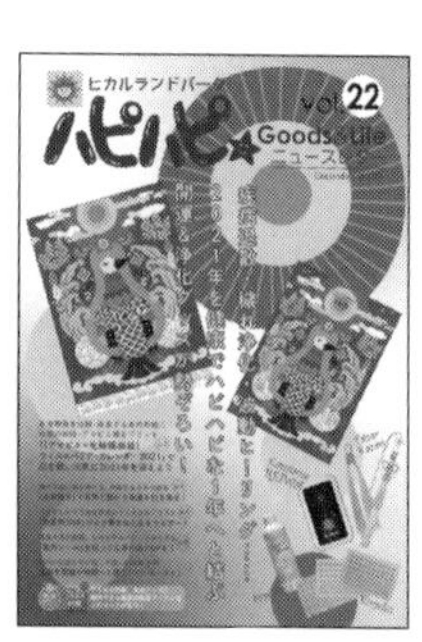

最新号 vol.22は2020年11月刊行！

ヒカルランドパーク
メールマガジン＆ハピハピお問い合わせ先

- お電話：03－6265－0852
- FAX：03－6265－0853
- e-mail：info@hikarulandpark.jp

・メルマガご希望の方：お名前・メールアドレスをお知らせください。
・ハピハピご希望の方：お名前・ご住所・お電話番号をお知らせください。